边缘型人格障碍生存指南

——如何与边缘型人格障碍相处

The Borderline Personality Disorder Survival Guide：Everything You Need to Know about Living with BPD

U0256792

免责声明

本书中所提供的信息均已经过认真验证，并被多数使用者接受。但是，本书的作者、编辑和出版商不会对本书中的错误、遗漏或因为应用本书中的信息而带来的任何后果负责，也不会对出版内容做任何担保、陈述或暗示。

本书作者、编辑和出版商尽量保证书中提到的任何药物选择及剂量与出版时的治疗指南和实践一致。但是，考虑到与药物治疗和药物反应相关的研究不断进展、政府调控以及相关信息不断发生变化，读者应该仔细核对每一种药物包装内的说明变化、药物剂量和增加的警示或预警信息。如果被推荐的药物是一种新药或不常使用的药物时，读者应该特别注意。

本书中提到的某些药物或医疗设备可能被美国食品与药品管理局（Food and Drug Administration，FDA）声明在严格的研究情况下限制使用。因此，医疗卫生提供者有责任在计划使用某种药物或设备之前在临床实践中确认其 FDA 许可状况。

边缘型人格障碍生存指南

——如何与边缘型人格障碍相处

The Borderline Personality Disorder Survival Guide：Everything You Need to Know about Living with BPD

原　著　Alexander L. Chapman，Ph.D.
　　　　Kim L. Gratz，Ph.D.

主　译　王学义
译　者　（按姓氏笔画排序）
　　　　于鲁璐　王育梅　安翠霞
　　　　苏朝霞　李　凝　李幼东
　　　　赵晓川　柴　宁　董　玲

北京大学医学出版社

BIANYUANXING RENGE ZHANG'AI SHENGCUN ZHINAN：
RUHE YU BIANYUANXING RENGE ZHANG'AI XIANGCHU

图书在版编目（CIP）数据

　　边缘型人格障碍生存指南：如何与边缘型人格障碍相处/（美）查普曼（Chapman，A.L.），（美）格拉茨（Gratz，K.L.）原著；王学义主译．—北京：北京大学医学出版社，2016.6（2023.2重印）

　　书名原文：The Borderline Personality Disorder Survival Guide：Everything You Need to Know about Living with BPD

　　ISBN 978-7-5659-1373-0

　　Ⅰ．①边…　Ⅱ．①查…②格…③王…　Ⅲ．①人格障碍–研究　Ⅳ．①R749.91

　　中国版本图书馆CIP数据核字（2016）第077863号

北京市版权局著作权合同登记号：图字：01-2014-8231

THE BORDERLINE PERSONALITY DISORDER SURVIVAL GUIDE By ALEXANDER L. CHAPMAN，PH.D. AND KIM L. GRATZ，PH.D.
Copyright：© 2007 BY ALEXANDER L. CHAPMAN，PH.D. AND KIM L. GRATZ，PH.D.
This edition arranged with NEW HARBINGER PUBLICATIONS through BIG APPLE AGENCY，INC.，LABUAN，MALAYSIA.
Simplified Chinese edition copyright：2016 Peking University Medical Press.
All rights reserved.

边缘型人格障碍生存指南——如何与边缘型人格障碍相处

主　　译：王学义
出版发行：北京大学医学出版社
地　　址：（100191）北京市海淀区学院路38号　北京大学医学部院内
电　　话：发行部 010-82802230；图书邮购 010-82802495
网　　址：http://www.pumpress.com.cn
E-mail：booksale@bjmu.edu.cn
印　　刷：北京瑞达方舟印务有限公司
经　　销：新华书店
责任编辑：药 蓉　责任校对：金彤文　责任印制：李 啸
开　　本：880 mm×1230 mm　1/32　印张：6.125　字数：176千字
版　　次：2016年6月第1版　2023年2月第3次印刷
书　　号：ISBN 978-7-5659-1373-0
定　　价：35.00元
版权所有，违者必究
（凡属质量问题请与本社发行部联系退换）

译者前言

边缘型人格障碍（borderline personality disorder，BPD）是精神科临床实践中常被忽视的一种人格问题。按《精神障碍诊断与统计手册》(第 5 版)（DSM-5）的分类属于 B 类人格障碍，主要表现为反复无常的情绪波动、人际关系不稳定、身份障碍和行为冲动问题。这类患者总是害怕被别人抛弃，情绪管理困难，常伴有自伤或自杀行为的企图或行为。起初，BPD 这一概念对我国精神科和心理医生来说是陌生而含糊的，在《中国精神障碍分类与诊断标准》（CCMD）中也没有将其纳入。由于 BPD 患者常常同时伴有其他精神行为问题或者与其他精神障碍共病，如抑郁、焦虑、物质（酒精）滥用或使用障碍、双相障碍、进食障碍或精神病性症状等，因此在临床上容易被误诊为其他精神障碍。在治疗上，过去人们认为人格障碍是无法治愈的，因此只给予适当的管理和对症处理。实际上这种观点也是不恰当的。因为 BPD 患者也是社会的人和生物的人，经过系统的整合治疗，同样可以获得良好的预后。本书给了我们很好的启发和力量。

随着精神医学的发展，尽管我们对 BPD 已有所了解，但在实际的临床工作中，无论是精神科医生、心理医生还是 BPD 患者及其家庭成员，仍然对 BPD 的诊断与治疗存在很多的困惑和认识误区。我们翻译的《边缘型人格障碍生存指南——如何与边缘型人格障碍相处》一书为大家带来了希望。全书分为两部分。第一部分有 6 个章节，介绍了 BPD 的概念、认识与误解、病因学、病程、共病、自杀和自伤的问题；第二部分的 6 个章节中，详细介绍了各种治疗方法和帮助患者应对各种问题的具体策略，包括如何获得帮助、辩证行为治疗、心智化治疗、自杀观念的处理和情绪的管理。

本书受众广泛，它运用通俗的语言为我们描绘了 BPD 患者的临床特征，又为我们指出了帮助患者走向健康之路的方法。可以说，这是一本使临床医生和心理医生了解如何处理与解决 BPD 问题的临床普及手册，也是一本 BPD 患者家属的指导手册，还是一本有益于 BPD 患者自我管理的手册。我深信本书将为 BPD 患者开辟健康的生活航线，使其走向康复之路。

　　本书所有参与翻译校对的人员都是精神科医生或心理医生。在翻译本书的过程中，我们也感到受益匪浅，并认为本书值得推广使用。本书翻译难免有偏颇之处，希望得到广大同仁的斧正。

王学义

2016 年 5 月

原著前言

《边缘型人格障碍生存指南——如何与边缘型人格障碍相处》一书由 Alex Chapman 博士与 Kim Gratz 博士共同编著。他们为广大 BPD 患者提供了广泛的知识与指导。

在医学或精神医学领域各种疾病纷沓而来的时代，最关键的是传播最新信息，有关 BPD 的信息也是如此。然而医学界对 BPD 的各种争议使人们认识 BPD 更加困难，甚至超过疾病本身数倍。Chapman 博士和 Gratz 博士却迎难而上接受了这项任务。

我们感到编写这项内容一定会有许多激烈的争论，因为将复杂的事情采用可读性强而又富有医学风格的特点展现出来并非一件易事。这要求我们提供给读者与时俱进的科学信息，并且为争论的问题指出明确方向。作者的恭敬口吻贯穿于本书的每个章节。作者出于对读者的尊敬和对本话题的兴趣创作了这本书，这并非是 BPD 患者的书，而是专为 BPD 患者编写的书。作者这种通俗易懂的写作风格并不代表他们没有进行深度的思考，而是为了服务于更多的群体。本书几乎囊括了 BPD 患者生活中的方方面面，它将成为 BPD 群体（包括 BPD 患者、家庭成员和临床医生）的掌中之宝。

本书的目的在于提供一个边缘型人格障碍的路线图。读者从起点开始旅程。第一部分提供了 BPD 的一般信息和数据信息。第二部分给出了治疗建议。两部分的内容都有教育和实践意义。例如，在第一章中，作者为读者描绘了一幅"BPD 清晰易懂的画像"，并且标注了一些强烈呼吁读者寻求专业咨询和准确评估的意见和建议，而不是直接得出患有 BPD 的结论。之后我们建议读者转到第7章，本章列举了读者寻找帮助应采取的适当步骤。本书的布局合理，前后呼应，作者先提供指导，然后传授具体的操作方法。

本书还包括对 BPD 的病因学探讨。关于 BPD 的病因有很多争论。Chapman 博士和 Gratz 博士认为，除了生物学因素外，压力性生活事件也是一部分原因。父母的教育模式也是毋庸置疑的原因之一。比如 Marsha M. Linehan 博士提出的无效环境（invalidating environment）概念。学校或家庭的无效环境（包括家庭成员和同龄人）与严重的性虐待或躯体虐待一样，都可能与 BPD 发生有关。无效环境产生的影响不容忽视。然而，也有学者认为，单一的无效环境并不足以引发 BPD，因此也应该考虑其他因素的影响。同时，作者采用中立的态度说明目前还不能明确 BPD 的病因，本书只描述了几种病因学理论的假说。

　　Chapman 博士和 Gratz 博士在书中列举了相关参考文献，以保证读者能够找到可靠的信息来源。在应用药物治疗的章节中（常是最令人迷惑的内容），作者为读者提供了对照研究方式的利弊。他们不仅对研究进行了概述，还给出了研究类型和安慰剂使用等主要的心理教育内容。该章节内容比较人性化，便于人们使用，能够让患者做出明智的决定。

　　本书生动鲜明的案例和比喻以及 BPD 患者的现实故事为本书增加了可读性，同时也能让读者与 BPD 患者产生共鸣。本书既对 BPD 患者产生了共情，也涵盖了渊博的专业知识。

　　Chapman 博士和 Gratz 博士都是 BPD 治疗方面的研究学者和临床专家。本书提供的信息均来自于他们的亲身工作经历和科学研究知识总结。这些信息和案例可以引起广大读者的共鸣。值得注意的是，两位作者在 BPD 研究和治疗方面做出了重要贡献，并先后获得了美国国家教育协会颁发的青年学者奖（Gratz 博士，2005 年；Chapman 博士，2007 年）。

　　Chapman 博士和 Gratz 博士受到大家的热诚赞扬。本书共 12 个章节，他们为 BPD 患者提供了生活的希望，为这种难治又可治的疾病做出了卓越的贡献。

——Perry D. Hoffman

致 谢

我非常感谢那些鼓励、支持和指导我的良师益友。我非常感谢聪明睿智并给予我支持的 Marsha M. Linehan 博士，她引导我完成了这项任务，她在发展 BPD 治疗方面做出了不懈努力，帮助了世界上无数的人；我感谢我的导师 Richard Farmer 和 Tony Cellucci 博士在 BPD 领域对我的研究和临床工作给予很多的支持与指导；我感谢 Tom Lynch 帮助我提高治疗水平，感谢 Clive Robins 教导我以精湛的技术简化和解决很多复杂问题。与他们的长久友谊和合作，使我感到非常荣幸。

没有这些朋友的帮助，这本书是不可能完成的。首先感谢 Kim Gratz 博士，我能与她一起工作感到非常荣幸。当得知撰写这本书的时候，Kim 这个名字第一个出现在我的脑海里，非常感谢她为这本书所付出的劳动，使这本书丰富多彩。我还要对新先驱出版社（New Harbinger Publications）的 Karen Stein、Catharine Sutker、Jess Beebe 给予的帮助和支持表示衷心感谢。他们帮助我大大推进了工作进度，非常感谢他们对于本书的热忱，尤其是接近最后期限的时候。对那些邀请我走进他们生活的咨客，我同样表示深深的谢意。我真切地希望这本书会帮助 BPD 患者走出黑暗，获得幸福美满的人生。

我还要感谢我的父母和夫人 Katherine 对我一贯的支持。在我撰写本书的时间里，有许多周末不能与夫人和儿子在一起。家人的关爱和支持，使我过着幸福甜蜜的生活。

——**Alexander L. Chapman**

有身边众多朋友的鼓励、支持和指导，这本书才得以完成。首先，我应该感谢 BPD 领域的导师 Elizabeth Murphy 博士和 John Gunderson 博士。Elizabeth 博士的支持让我心里感到踏实，她的热情和精湛技术增加了我对这项工作的热情和勇气。据我所知，Elizabeth 博士是最富有感染力的临床医师之一。John 博士则引导我从不同的角度看待问题，拓宽了我的视野，这对我成长为一个研究者和临床医生有着非常重要的价值。同时我也要感谢他提供给我一个机会，使我与他一起工作并获得经验。我还要感谢我的专业顾问 Liz Roemer 博士在学术和情感上的支持。

我要感谢我的同事和合著者 Alex Chapman 博士，他邀请我参加这本书的编写。这是一个非常有意义的过程，我们的合作非常愉快。我还要感谢 Karen Stein 以及新先驱出版社的朋友，特别是 Catharine Sutker 和 Jess Beebe 教授。他们付出了很多心血，给了我很多支持。此外，我还要真心感谢给我力量和勇气去介入本领域研究和临床工作的患者朋友们。他们让我汲取了比书本更多的东西，并让我看到了他们的智慧。我非常感谢他们成为我生命中的一部分，并允许我分享他们的康复过程。

我要感谢父母无条件的爱和支持以及榜样的力量，没有这样的支持，我不可能完成这本书。最后，我要感谢一直支持我的丈夫 Matt Tull。他的支持帮助了我，他的勇气鼓舞了我，他对临床心理学的热情激励了我。并且，他阅读本书的愿望以及对书稿的编辑使本书更加完善。我愿永远与他分享我的生活。

——**Kim L. Gratz**

目　录

引言——导向与使用者指南

简第一次割伤自己发生在 14 岁。那是一个很普通的早晨，简和朋友们一起去上学。午餐时，她的朋友兰迪说起简最近与男朋友分手并逗她："简，看起来你不应该有个男朋友，也许你应该有一只猫！"在回家的路上，简不停地想着兰迪的话。她的恐惧、羞耻、愤怒感也越来越强烈。每走一步，她都感觉似乎正在失去自我，她害怕将永远不能停止这种感觉。当她回到家的时候，她不知所措，她推开父母，冲进房间，锁上门，拼命地想找到一种方式来释放她的情绪，否则她就会失控。但她却找不到任何方式，于是她冲动地抓住昨天不小心摔碎的杯子的碎片。

边缘型人格障碍（BPD）患者与他们的情绪、行为、自我同一性及与他人的关系而抗争。因为他们处于这种混乱情绪中，所以经常借助于似乎瞬间有效的应对策略，但实际上这却使他们的问题更加糟糕（例如，自杀企图、自我伤害、使用药物）。的确，BPD 患者的生活有时就像驾驶着一部时速 350 马力没有刹车的汽车一样，他们通常不经仔细思考就凭一时冲动做事，这导致他们的人际关系和责任感可能出现问题。就情绪而言，BPD 患者就像烧伤患者一样（Linehan 1993a），即使对最轻微的情感变化也非常敏感，他们如此害怕自己的情感，以至于会想方设法做任何事情来逃避。

最近 BPD 受到了研究者和大众媒体的空前关注。研究者们正在寻找 BPD 的病因，探究 BPD 患者如何与何时恢复，探索涉及 BPD 的相关脑区，以及能够帮助 BPD 患者过上较满意生活的治疗方法。几年前，《纽约时报》与《奥普拉杂志》都报道了 Marsha

Linehan 博士针对 BPD 患者的辩证行为疗法所做的开创性工作（Linehan 1993a）。此外，一些大众电影，如《移魂女郎》（*Girl, Interrupted*）也是以 BPD 为特征，还有电视节目，如《比弗利山 90210》（*Beverly Hills 90210*）和《第七天堂》（*7th Heaven*）均以自我伤害为特征，有时这也是 BPD 的一个症状。

你也许会问："BPD 为什么如此热门？"最佳回答是"为什么直到现在 BPD 才引起人们的重视？"BPD 患者体验着强烈的情感痛苦。他们人际关系混乱，空虚、孤单和绝望，对自我以及人生去向感到困惑。事实上，大约 10% 的 BPD 患者都可能发生自杀，是一般人群自杀率的 50 倍。尽管如此，许多 BPD 患者并没有得到他们精神上所需要的支持。

BPD 患者也会影响家庭成员、朋友和照料者的生活。如果化学家可以配制一种给所爱之人带来压力、担心和痛苦的饮剂，那么这种饮剂一定很像 BPD。听到你所爱的人谈论或企图自杀是非常令人痛心和可怕的。我们尝试帮助 BPD 患者战胜情感混乱，这就像帮助一架即将降落的全速飞行的喷气机，没人知道它该怎么着陆，也不知道它会落在哪里。

BPD 患者的强烈情绪和敏感性可能是令人激动和痛苦的。他们可能引人注目而富有个人魅力，又颇为细心和善解人意。然而，关爱 BPD 患者却像捧着太阳——BPD 患者的强烈情绪可以把人际关系烧焦。而且 BPD 患者经常被悲伤和痛苦所耗竭，离开照料者和家庭成员后他们不知何去何从。

许多 BPD 患者和他们的亲人不知道如何理解他们日常生活中的困难，也不知道该去哪里寻求帮助。虽然网上有些一知半解的信息，但互联网对某些人来说是一个混乱和变幻莫测的空间。因为有错误的信息和提供危险建议的网页（有些会促成自伤和进食障碍的行为）隐藏在每个角落。

BPD 患者还可以从哪里得到有益的信息呢？有两种资源包含了许多信息，即治疗指南与研究论文。但是，如果你不是一名治疗师或研究者，这些资源可能很难被理解和使用，尤其是在没有治疗师或专业人员帮助的情况下。

对遭受痛苦的 BPD 患者来说，关键在于他们所面临的问题能在哪里获得最新且精确的信息。因此，我们编写本书是为了给 BPD 患者提供一个容易识别的引导图，指引他们走出自己问题的迷宫。如果你有下面这些问题，本书将对你特别有益。

- 你已经被诊断为 BPD，想了解该障碍的更多知识。
- 你认为自己患了 BPD，想弄清楚该怎样去做。
- 你自我伤害，经历了情感混乱，想学会有益的应对技巧。
- 你正在接受治疗或服用药物，想更深刻地了解 BPD 及其病因，以及你可以做的一些有益于自己的事情。
- 你关心或者正在治疗某个 BPD 患者，你想要了解 BPD 全面的信息资源。

如何使用本书

如果你患有 BPD 或有类似的问题，本书将回答你想要了解的许多问题。例如，对 BPD 的误区问题。在第 1 章中，我们讲述了 BPD 的定义以及这个术语的由来。我们还讲述了精神卫生专家如何诊断 BPD。希望本章提供给你所需的信息，让你了解 BPD 的本质。

遗憾的是，精神卫生问题承载了巨大的社会病耻感。在古希腊时期，精神卫生问题被认为是体液不平衡所造成的（例如太多的黑胆汁）。从 19 世纪中叶起，人们将精神疾病归因于道德低下、魔鬼附身或其他原因。到 19 世纪末期，人们认为颅骨的异常形状会导致精神疾病（曾经有研究领域专注于颅骨形状，称为"**颅相学**"）。虽然目前我们思考精神疾病时较为理智，但与"正常"不同的一些人仍然经常被社会拒绝、排斥和批判。这不仅是针对精神疾病患者，还包括在种族认同、性取向、文化或者宗教方面等不同的人群。

社会病耻感确实影响了许多 BPD 患者。BPD 患者伴发的许多问题触动了西方文化中人们的神经。例如，如果你患有 BPD，那么当一段人际关系结束时，你可能比一般人有更多的困难。你可能会拼命地想要阻止他人离开你。这种行为虽然是可以理解的，但还是无意中冒犯了他人。因为在我们这个社会中，大多数人都持有"人应该是独立的"的价值观，所以对那些"太依赖的人"就会持否定态度。自杀和自伤行为对于从来没有经历过这些行为的人来说是极其震惊、恐怖和迷惑不解的。社会还拒绝大量使用药物或酒精、容易发怒、情感表达过于强烈或似乎易"失控"的人。然而，这正是BPD患者经常伴随的混杂问题。所以，有时他们依次去求助许多人（家人、朋友甚至是治疗师）却被拒绝。我们认为非常有必要与BPD相关的耻感作斗争。在第2章我们将讨论关于对BPD的偏见以及常见的误区，我们希望能够减少BPD患者的病耻感。

　　如果你本人或你认识的其他人患有BPD，你首先可能会对导致这些问题产生的原因有很多疑问。确实，了解疾病的病因很重要。如果你是一位癌症患者，你可能想知道是什么原因导致你罹患癌症，哪些是最好的治疗方法。幸运的是，研究者已经在BPD的病因方面投入了许多时间和精力，并且找到了一些问题的答案。大体来说，我们已经知道BPD患者的发病是由于遗传、情绪化或冲动的人格特质，以及成长过程中遭受压力性事件等许多复杂的因素共同所致。我们将在第3章讨论BPD的某些病因学问题。

　　当你痛苦煎熬的时候，对未来充满希望的信念是非常重要的。然而，"人格障碍"这个术语不利于我们对未来抱有希望！这个术语让人听起来像灵魂上有一个永远抹不掉的污点。幸运的是，我们知道这不是真实的。研究结果表明，BPD患者在一段时期后能够并且一定会变得越来越好（Zanarini et al. 2003）。此外，经过治疗，BPD患者的生活会发生显著变化。我们在第4章总结了BPD患者康复时间的最新进展，如哪些症状会随着时间的推移而不断改善，哪些症状会比较顽固。

　　目前，我们需要记住的一件重要事情是，BPD常常伴有其他问题，而且可能符合其他诊断标准。例如，许多BPD患者合并抑郁症、焦虑障碍、进食障碍和（或）药物和酒精使用问题。BPD患者还存在自杀企图、自伤行为和其他自我破坏行为的风险性。我们在第5章和第6章将阐述和讨论BPD患者伴发的其他问题。

在本书的第二部分，我们改变了关注点。第一部分（第 1 ~ 6 章）的重点在于提供与 BPD 相关的信息，第二部分则是帮助你找到求助的途径。我们知道当你罹患这种疾病时，要承受巨大的情绪困扰，还要应对似乎永无止境的生活难题，你很难弄清楚如何获得帮助。第二部分会让你在寻找帮助的过程中得到帮助。最好的方式是从治疗 BPD 患者（或 BPD 患者的伴发症状）的精神卫生专业医生那里去寻找帮助。在第 7 章，我们会针对如何找到能够了解你的问题，并能给出你行动建议的人，而且给你的是一些具体的建议和实用的信息。除此之外，我们还解释了你该从治疗中期待什么，以及你该如何做出选择。

当然，在你因 BPD 或其他类似情况寻求帮助的时候，谨慎选择治疗并了解何种治疗最有效是非常重要的。例如，抗生素对细菌感染有效而对病毒感染无效。如果你患病毒性肺炎，你的医生却开出抗生素，你应该知道这也许不是最好的治疗方法。同样，你需要了解对 BPD 哪种治疗方法是最有效的。在第 8 章和第 9 章，我们讨论了对 BPD 患者有效的心理治疗方法（辩证行为疗法和心智化治疗）。在第 10 章，我们描述了一些用来治疗 BPD 的常用药物，还讨论了这些药物可能的作用机制。另外，我们还提供了一些指导原则。例如，如何选用药物，该向医生提出哪些问题，如何评估你的药物是否有效。

无论你已经开始治疗还是正在寻求治疗，或者对目前的治疗感到厌烦，你可能都想了解一些可以帮助你应对 BPD 的技巧。在第 11 章和第 12 章中，我们提出了可以帮助你的一些应对技巧。记住，单凭自助还不足以让你战胜人生中的所有困难；然而，当你接受治疗时，练习使用一些有效的应对技巧可以帮助你控制情绪（第 12 章）并且生存下去（第 11 章自杀观念的处理）。

当你阅读前面描述的章节时，你会注意到书中还包含了一些罹患 BPD 患者的病例。某些病例是假设的，其余的来自于我们对 BPD 的真实案例研究。当我们列举真实的个案时，为了保护患者的个人隐私我们稍调整了一些信息。

我们编写本书的目的是帮助 BPD 患者了解自身的问题并获得

帮助。你会发现从头至尾完整阅读是使用本书的最好方法。这样，你就能全面了解BPD。当然，你也可以像使用《使用者手册》一样阅读本书，通过阅读相关章节寻找你所需要的信息。我们希望这本书会提供给你应付BPD伴发某些症状的信息，让你的生活持续向前，并沿着重要的方向前进。

第一部分

何谓边缘型人格障碍

第 1 章　什么是边缘型人格障碍

　　温迪走进治疗师的办公室。她为改变自己的生活做好了准备，她再也不能忍受现在这样的生活了。虽然她非常敏感、聪慧、友善，但她的生活就像驾驶着一辆重型货车，歪歪斜斜地驶过邻舍，轧过草坪，撞在电线杆上。她在互联网上寻找 BPD 的知识，想要确认这是否就是一直折磨她的问题。

　　在本章中我们会给你一幅清晰易懂的 BPD 导向图。如果你认为自己或身边的人患有 BPD，这将有助于你准确了解这意味着什么。本章中我们将说明 BPD 的特点与症状，以明确什么是 BPD，并分别讲述 BPD 的不同的 9 个症状，从专业的角度讲解 BPD 的诊断。除此之外，我们还会提供一些 BPD 发展历史的信息。

　　在你开始阅读本章前，有一点必须强调的是，你不要给自己下 BPD 的诊断。尽管你阅读了一些关于 BPD 的症状后认为"那就是我"，你也仍然需要找专家（心理医生或精神科医生或者其他可以诊断 BPD 的人）来辨别你是否真的患有 BPD。试图给自己诊断精神疾病，就如同给自己扣上癌症或者心脏病的帽子一样。所以，你必须寻求专家的帮助，因为你很可能没有诊断工具、诊断技术和足够的客观证据做出诊断。如果你做出错误的诊断，也不会得到正确的帮助。

　　我们见过一些自我诊断 BPD 的人其实是患有其他疾病，如抑郁症、双相障碍或应激障碍。就像癌症的治疗不同于心脏病的治疗一样，每种心理或情感障碍都需要不同的治疗方法。因此，确保你的诊断是准确的唯一方法，就是去咨询专家。所以，阅读本章内容只是为了解 BPD，以及更好地认识 BPD 的各种症状。接下来，如果你想要知道自己或他人是否患有 BPD，需要寻求专业性的诊断，请阅读第 7 章，那里有具体的指导。

精神障碍、人格障碍和边缘型人格障碍

《精神障碍诊断与统计手册》（第 4 版）（DSM-Ⅳ-TR，美国精神病学会，2000）是精神卫生专家使用的诊断规范，列有特殊心理或情感障碍诊断的基本要点。书中有两种主要的精神障碍类型，即临床障碍和人格障碍。根据 DSM-Ⅳ-TR 标准，BPD 是人格障碍的一个主要类别。

临床障碍

一类精神障碍是**临床障碍**或**临床综合征**，包括抑郁症、焦虑障碍（如惊恐障碍、广泛性焦虑障碍、社交恐怖症）和精神分裂症。这些障碍都被看作人类在生命中不同时段所发生的综合征。某些障碍也许只是持续一段时间，症状在治疗后会很快缓解（如恐怖症），而其他障碍通常会持续较长时间，如精神分裂症。

人格障碍

另一类精神障碍是**人格障碍**。什么是人格障碍？我们的人格是由每个人所特有的行为、感觉、思维以及适应环境的方式构成的。当你说"他（她）真有个性"时，所指的就是他的人格，或者说是典型的行为方式或者是适应环境的方式。人格障碍简单来说是人与环境长期的不和谐状态，且这种状态造成个体极大的痛苦，并给人际关系带来危害，导致人生目标很难实现（这些目标包括获得或确保一份如愿的工作）。人格障碍有许多不同类型，包括回避型、强迫型、依赖型、偏执型、分裂样型、分裂型、自恋型、表演型、反社会型以及边缘型人格障碍。

患有人格障碍通常意味着一系列问题已经困扰你很长时间了。一般情况下，你必须是成年人才可能被诊断为人格障碍。但是，成年人格障碍患者常常说，在他们的记忆中，已经为这些问题痛苦很长时间了。所以，我们认为许多患者从儿童时期就罹患本病。患有人格障碍**并不意味着**你有一个缺陷的人格或不良的个性，或者说你是一个刻薄而不被喜欢的人。

一种假说认为，人格障碍患者做什么事都会给自己和他人带来许多问题。目前我们不完全同意这个说法。这是因为：第一，**人格障碍**这个说法有问题，因为它经常和"个性缺陷""问题人"或"困难人格"互换使用，正如我们所提到的，这种使用不准确。第二，**人格障碍**这个术语表明问题存在于你的自身内部，只要调整自己，一切都会正常。但我们也不完全同意这种观点。因为有许多证据表明，环境因素（比如压力、创伤、虐待和其他因素）在许多心理问题中都起到重要作用，包括人格障碍。此外，如果把问题都归咎于患者自身会让患者产生耻感并影响其他人的判断反应。

最后，**人格障碍**这个术语也提示，如果你患有人格障碍，它就会一直伴随你（它是你人格的一部分，也是你做事的一部分），而且以后将终身伴随。但是在第 4 章你会看到，已有证据表明 BPD 并不像人们想象的那样存在很长时间。所以，患有 BPD 并不是说你存在缺陷人格，或者以后将一直为现在的问题所困扰。它只意味着你的思维、情感和行为方式在妨碍你获得高质量的生活、维护稳定的人际关系以及实现人生目标的能力。

事实上，棘手的问题是，DSM-Ⅳ-TR 在一定程度上建立了精神障碍是医学疾病的观点。DSM-Ⅳ-TR 使用"疾病模式"认识心理障碍，把它同个体（或环境中）的病理改变（或功能失调）相联系，就像你得了肺炎、糖尿病或其他疾病一样。

这种观点的问题在于，精神障碍的发病机制与普通疾病并不相同。第一，你不会像感染肺炎一样"感染"精神障碍。第二，与糖尿病不同，精神障碍与任何疾病导致功能失调都没有关系。第三，一些特殊的精神障碍（如抑郁症）中的很多症状也可以出现在许多其他精神障碍中，因此，这些精神障碍之间的联系尚未明了。而对于医生来说，区分患者是糖尿病还是乳腺癌却是非常清楚的。第四，诊断是基于你做了些什么，想了些什么，或感受如何。你对某些事情的做法、想法、感受，将提示你是否存在某些潜在的精神障碍，这是一个相当大的飞跃。科学家不能像发现一个恶性肿瘤一样，看穿一个人的身体或者大脑，然后认为患者存在潜在的障碍。第五，这种疾病模式在很大程度上把问题都归咎于患者自身，像"人格障碍"这个术语。正如我们后面所谈到的，如果你得了 BPD，困扰你的许多问题来源于你本身，但大多问题又与环境有关。所以，为了快乐，你不得不做出改变，包括改变环境或者你的行为、思维或感受。所以，我们认为更重要的是你做了些什么，想了些什么，感受到什么，而不是你患有某类障碍。

BPD 的起源及发展史

了解 BPD 的一些发展史是很重要的。在 19 世纪，人们使用"边缘"这个词来描述两种不同精神问题之间边缘状态的一种模糊疾病（Stone 2005）。

普遍的观点认为，精神障碍或精神问题可以分为两大类，一类称为神经症，对现实有清晰的认识，但存在情绪问题如抑郁障碍、焦虑障碍。另一类称为精神病，这类患者表现为异常思维及体验（如幻觉），并对现实缺乏认识，如精神分裂症患者。当一个人的精神问题没有严重到诊断为精神病，也就是说他的思维和体验大部分是基于现实的，但比神经症严重，就归于"边缘"精神问题的范畴。精神科医生曾经使用"边缘"一词描述那些认识事物片面、生活混乱、总是心烦意乱的人（Stone 2005）。这些关于 BPD 的看法都是直接来自于小样本的观察，而不是基于科学的研究。

一直以来，科学家们做了大量研究，这些研究结果阐明了目前称作"BPD"的许多重要特点，包括难以处理情感问题、冲动行为、人际关系以及自我认同等问题。人们不再认为 BPD 是介于精神病和神经症之间的一种疾病。现代科学帮助我们加深了对 BPD 的正确认识，摒弃了对 BPD 认识模糊的陈旧观念。

BPD 的症状和特征

很长时间以来，温迪就知道自己和别人有些不同。她记得自己曾经是一个非常情绪化的孩子。印象中她总是容易为某些不会引起别人注意的事情哭泣或者激动。尽管她能够与周围人产生情感上的共鸣，但她在处理情绪的方法上不当，总是给她带来很多麻烦，造成人际关系的冲突，甚至失业。

BPD 是以情绪不稳定和情感问题处理困难为特征的一种障碍。BPD 患者的情感、思维、人际关系、身份以及行为都是反复无常的。他们的人际关系摇摆不定并且总是害怕被他人抛弃。他们的情感就像过山车一样，急速地升降起伏。他们在处理愤怒的情感问题上也有困难，很容易爆发愤怒的情绪或因非常害怕愤怒而逃避现实。BPD 患者在烦躁不安时行为冲动，不加思考地快速采取行动，有时试图自杀或自伤。他们经常不清楚自己是谁。当压力过大时他们坐立不安，头脑混乱。有 1% ~ 2% 的人被诊断为 BPD（美国精神病协会 2000）。

Marsha Linehan 博士（1993）开发了一套有效治疗 BPD 的方法（辩证行为治疗，在第 8 章讨论），将 BPD 的 9 个症状归纳为 5 个简单易懂的类别：①情感失调，②人际交往失调，③行为失调，④自我认同失调，⑤认知失调。

你会注意到在这 5 种类型的名称中，都有"失调"一词。"失调"最基本的含义就是无法控制自我。事实上，BPD 的不稳定性和失控存在于生活中的许多方面。下面，我们将展开描述这些类型的特征性表现。DSM-Ⅳ-TR 的 9 大症状标准见表 1.1。

情绪失调

在儿童时期，温迪就非常情绪化，总是不能很好地控制自己的情绪。她记得去幼儿园的第一天，她由于对其他伙伴感到恐惧而一动不动。现在作为一个成人，即使遇到一件很小的不顺心的事（例如堵在一辆慢车后面或排队时），她都感觉焦躁不安，就像听到钉子摩擦黑板的感觉。尽管她很努力地去自我调节，但有时依然无法控制愤怒的情绪，常常暴怒。她的愤怒情绪使他人与之逐渐疏远。这给她的工作带来困难，让她感到羞愧、内疚和空虚。

表 1.1　DSM-Ⅳ-TR 中 BPD 的诊断标准

- 发狂似地竭力避免真正的或想象中的被抛弃
- 人际关系紧张和不稳定，交替地变动于极端理想化和极端贬低之间
- 身份障碍：自我意象和自我感觉持久而显著的不稳定
- 冲动性表现至少存在两个方面，可能构成自我伤害（如消费、性欲、物质滥用、鲁莽开车、暴食）
- 反复出现自杀行为，做出自杀姿态，以自杀相威胁，或有自残行为
- 由于心境的反应过于强烈而导致情绪不稳定
- 长期感到空虚
- 不恰当的强烈愤怒并对愤怒难以控制
- 短暂地出现与应激相关的偏执观念或严重的分离症状

注：引自 DSM-Ⅳ-TR（美国精神病学会 2000）

情绪失调是指情绪不稳定（包括快速心境变化）和情绪管理困难。BPD 患者遭受情感痛苦时，总是被不良情绪所压倒。事实上，一些研究者认为情绪失调是 BPD 患者最主要的问题（Linehan 1993；Lynch et al. 2006）。其实，也有一些人认为 BPD 患者的大多数问题都是由情绪失调所引起的。不稳定的情感和情绪以及无法控制的愤怒是 BPD 的两大主要症状。

不稳定的情绪和心境

BPD 患者可能对不影响他人的事情反应过于强烈。例如，假设你患有 BPD，你也许会非常在意别人说什么和做什么，也许你会发现自己比别人更容易感受到强大的压力。一个很小的批评或者不满

意的眼神会都让你变得非常忧虑。因为 BPD 患者对很多事情都非常情绪化，他们经常感到情感像过山车一样起起伏伏。他们现在也许感到快乐，但过一分钟就会感到悲伤和愤怒。

极端愤怒或无法控制的愤怒

极端愤怒或无法控制的愤怒是 BPD 的另一个特征。BPD 患者对其他人不在意的事情很容易激惹和愤怒。当他们发怒时，无法控制自己——他们会扔东西，还会对他人吼叫，或被愤怒折磨得不知所措。虽然愤怒是 BPD 诊断的一个标准，但在 BPD 患者的治疗过程中我们看到，羞愧、悲伤和内疚常常比愤怒更强烈，而且更难以应付。某些 BPD 患者多数时候都是对自己发怒而不是他人。

人际关系失调

虽然温迪很有魅力，讨人喜爱，但她经常感到和朋友、家人或约会对象的关系像过山车一样不稳定。哪怕最轻微的批评或一个不赞同的眼神都会像尖刀一样刺痛她。有时她无论与谁约会都感觉很好，但有时却不能忍受看到对方一眼。

人际关系失调是指与他人的关系存在麻烦，但这并不意味着你是一个坏人或不受欢迎的人。事实上，BPD 患者常常是有魅力、吸引人、风趣和善解人意的人。然而，他们却常面临两种主要的人际关系问题，即关系不稳定和害怕被抛弃。

不稳定和紧张的人际关系

BPD 患者的人际关系常常是混乱而无法控制的不稳定的人际关系。事实上，他们的强烈情绪让他们无法处理好人际关系。如果你是一个 BPD 患者，你会发现有时候人际关系特别好，有时一切又似乎变得特别糟糕。你也许在此刻高兴、恋爱、欣喜若狂，但是一会儿就会变得愤怒、憎恨，对人际关系感到绝望。总之，人际关系像情绪一样，也像坐在过山车上，快速地在好与坏之间起伏波动。如果你是 BPD 患者，你的人际关系也可能涉及许多矛盾、纷争，甚至身体或情感的虐待。

竭力避免被抛弃

BPD 的另一个特征是害怕被抛弃。一些研究者认为，害怕被抛弃与对孤独的恐惧是 BPD 最主要的问题（Gunderson 1996）。当与朋友、治疗师、亲密的伙伴或者家庭成员的关系结束时，BPD 患者总是感到恐慌和害怕。有时他们会认为自己将永远孤独，或在每天的痛苦中再也得不到支持。害怕孤独和害怕被抛弃的恐惧感非常强烈，以至于他们竭力试图阻止别人离开他们。他们也许会乞求或者恳求，试图争论（只是为让别人多待一会儿），甚至通过武力来阻止别人离开自己。

行为失调

虽然温迪在高中时一直成绩优异，上大学时成绩也非常好，但在接受行为治疗之前数月却退学了。当问她原因时，她说："我再也不能应付压力，我不知道以后该怎么做，恐惧快把我吞噬了！"在温迪心情不好的时候，她经常不经思考地做出一些令她后悔的事情。她曾经用酒精和药物麻痹自己，与酒吧里的陌生男子发生一夜情，暴饮暴食到想吐为止。她甚至几次尝试自杀来逃避混乱的生活。

行为失调意味着行为失控（有潜在的危害或风险），并且给患者的生活带来负面影响。BPD 患者面对这个问题经常采取两种主要方式：危险的冲动行为和自我伤害。

可能导致自伤的冲动行为

BPD 患者存在伤害自我和他人的危险性。例如，某些 BPD 患者冲动消费，鲁莽驾驶，渴望危险的性活动，暴饮暴食，酒精和药物滥用。如果你患有 BPD，你可能与上述某些或所有的这些问题做斗争。也许你知道那些行为对你有害，但你还是会那么做，你总是寻找一时的刺激而不顾后果。据我们的经验，BPD 患者的冲动行为主要发生在他们不愉快时，目的是从他们的情感痛苦中得到短暂的缓解。

自杀或自伤行为

判断 BPD 的另一个标准是**自杀行为**和**蓄意自伤**。自杀行为包括自杀观念、自杀企图和自杀行为。蓄意自伤是指没有死亡意图的自我伤害。在第 6 章中，我们对自杀和蓄意自伤进行了深入的讨论。在本章中仅让大家认识到反复出现自杀行为、自杀威胁和自伤是诊断 BPD 的标准之一。

自我与认同失调

温迪在生活中总是变来变去。当她上大学的时候，她深信要做工程师。第二年，她突然主修地理，成绩优异。但很快她又厌恶地理学并转向心理学。退学以后，她不停地调换工作（从咖啡厅服务生到会计）；宗教信仰也不断地转换（从天主教到佛教），最后公开指责所有宗教；她每周更换穿衣风格（例如从哥特式服装到学生装）。她告诉治疗师她并不明确自己到底是谁，她认为在不同的情况下自己是一个完全不同的人。

在伴有自我与认同失调的情况下，一个人对自己是谁，缺乏清晰和稳定的认识，并且在大多数时间中感到空虚。

不稳定的自我和认同感

BPD 患者经常存在自我认同不稳定的感受。如果你患有 BPD，你也许会感到关于你是谁的认识在不断发生变化，这取决于你所处的情境。在不同的情境状态下，我们的感觉和行为都会有些变化。当你在工作或在家里时，与孩子一起玩耍或与朋友外出时，你的行为和感觉是不同的。但认同障碍不仅仅是感觉和行为上的不同，它还涉及在这些不同的情境下感觉自己不是同一个人。BPD 患者经常报告大量过分的生活改变，就像温迪叙述的一样，他们并不十分清楚自己是谁，或者他们生活的目标在哪里。这是认同障碍的另一个重要组成部分，即对自己的核心身份或自己是谁没有确定感。

长期空虚感

认同或自我失调表现的另一种形式是大部分时间存在一种空虚感。一些 BPD 患者描述他们的身体内部好像是空的——如同一个空壳。他们感觉就像失去了什么，或像一个需要被填充的大洞。这种感觉是不舒服的，频繁出现，持续很长时间（数小时或数天）。一些 BPD 患者说他们"没有什么"或"没人了"，好像他们不存在了。

认知失调

温迪的另一个问题是当她面临压力时，经常与消极想法作斗争，因此变得昏昏沉沉。当她心情不好的时候，有时她会做出一些她过后不记得的事情，有时感觉自己心不在焉。在其他时候，她感觉好像不信任任何人，或者认为人们都在企图伤害或者利用她。

当面临较大的压力时，伴有**认知失调**的人会体验到负性思维，和（或）从自我或现实中脱离。需要注意的是，这类问题并不总是存在，一般发生在 BPD 患者承受巨大压力或非常苦恼的时候。

面临压力时的猜疑或分离症状

认知失调的表现之一是猜疑、消极或对他人动机的"偏执"观念。如果你有这种问题，并不意味着你有妄想、精神分裂症或精神病。只表明当你无法承受压力时，你开始变得特别敏感和担心他人对你的看法。或许开始你认为人们试图刻薄地对待你、利用你或用某种方法伤害你。你也许认为别人正在看你，对你有消极的看法或者评价（如"他很胖""她真丑""我不喜欢她"）。这些体验往往发生在你面对压力或者不开心的时候，当一切事情都顺利的时候，这些现象就很少发生。

认知失调的另一个问题是分离症状。**分离症状**是一种走神、昏昏沉沉的体验，处于一种模糊的精神状态，对周围环境无意识或好像你不在自己的身体里。某些人描述他们好像漂浮在高处，俯视他们的身体和周围的人。BPD 患者出现分离症状多是在应激状态下发生的。

分离症状很可能是一种逃避痛苦的方式。如果你的老板解雇了你，你感到害怕、焦虑、愤怒，为了摆脱你的难题和痛苦，你也许会在精神上分离一会儿。当然，分离症状不可能解决任何问题，如果发生分离症状，你可能会做出一些危险的事情（如企图自杀）或事后你不记得做过的事情（如有风险的一夜情）。

不是每个 BPD 患者都是相同的

当你阅读本节和表 1.1 时也许已经注意到，BPD 的"诀窍"包含 9 条要素。如果要达到诊断标准，至少需要符合 9 条症状中的 5 条。你也许会想："难道说这 9 条症状的数百个组合都可能称为 BPD 吗？"你可能是正确的。有 151 种不同的组合方式符合 BPD 的诊断。也就是说，并不是每个 BPD 患者都是类似的表现。

设想有一种诊断被称为"商人"（我们并不对商人有偏见，我们只是认为这是一个很好的例子）。当你想象一个商人时，你可能认为他或她：①穿着昂贵服装，②注重金钱，③在一个拥有高档桌子的大办公室里工作，④与富人会面，⑤出售商品，⑥工作时间长，⑦做许多文案工作，⑧事业成功，⑨很早起床去工作。

如果包含其中 5 条就诊断为"商人"，那么商人之间也许相差很大。例如，萨利从来不穿华丽的服装，工作时间短，起床也很晚，但她注重金钱、成功，出售很多商品，在一个拥有高档办公桌的大办公室里工作，每个星期二都与富人会面。

相比之下，特德总是穿着华丽，工作时间很长（有时每星期工作 60 ～ 70 个小时），做很多文案工作，很早起床上班，每周与富人会面 5 次。不幸的是，尽管特德工作时间很长，但他并不是成功的人。他从来不考虑钱，不卖任何东西来改善生活，在一个清洁卫生的小房间里工作。萨利和特德是两种很不相同的"商人"。被诊断为 BPD 的两个人也许差别很大。

如何识别自己是否患 BPD

正如前面所讨论的，确定你是否患 BPD 的最佳方式是请有资质的专家为你做出诊断。不同类型的精神卫生专家都可以做出诊断，其中包括精神科医生和心理医生。精神科医生是经过专门医疗培训和心理治疗培训的医生。心理医生具有临床或咨询心理学博士学位，并经过大量的心理评估与治疗训练。精神病学专家和心理学家都可以做出全面的评估并做出诊断。其他人包括社会工作者，获得心理学硕士学位的人，或取得咨询心理学博士或硕士的人也可提出诊断意见。

我们建议你寻求对 BPD 经过专业培训和有经验的专家，让他们对你的情况做全面的评估。因为 BPD 涉及一种长期与外界相处的模式（是许多人痛苦一生的问题），所以诊断 BPD 的过程可能会花费一些时间。当你真的想知道你的问题时，等待是难以忍受的，但一个有效的诊断必不可少，它可能需要很多次的会面和谈话。对于专家来说，了解如何区分 BPD 与其他类似的障碍（如双相障碍、重性抑郁）也非常重要。在第 7 章中，我们会为你详细介绍与 BPD 相关的评估和治疗问题。

小　结

下面是对本章的简要总结。我们希望你从本章中得到的信息有助于你继续探究这本书，以了解更多关于 BPD 的内容。

- BPD 是一种人格障碍，涉及人生中许多方面的不稳定性。
- BPD 患者与他们的情感、认同、人际关系、行为和想法进行抗争。
- 不是所有的 BPD 患者都一样。
- 患 BPD 并不意味着你是令人讨厌的、不受欢迎的、有瑕疵的或者有某种疾病或坏的人格。
- 如果你认为自己可能存在 BPD 的某些特征，应寻求经过训练的专家帮助并做全面的评估。

第 2 章 边缘型人格障碍——他们所说的是真实的吗

　　研究者、临床医师以及其他卫生专业者一致认为，不论你面临的是什么样的疾病或问题，获得疾病相关的知识信息对康复过程非常重要。躯体疾病和心理疾病一样，获得有关病因、症状和病程的准确信息是非常有益的。如果你去洛杉矶拜访朋友，不知道他们的地址甚至不知道他们所住的街道，你的旅程会非常困惑和艰难。你将要去洛杉矶只是愉快的第一步，但这并不能帮助你到达洛杉矶就找到朋友。同样，如果你患有 BPD 或其他疾病，仅仅知道你有这种疾病也只是一个好的开始，获得更多更详细的信息才可能让你有一个更清晰的判断，了解你的身体、心理、人际关系和生活正在发生着哪些变化。根据这些知识才能更好地确定你的问题。这样看来，简单地了解一种疾病也许是恢复过程中关键的一步。在本书中你将看到，如果你患有 BPD，我们正在了解很多关于该障碍的所谓病因以及所谓的期待。

　　不幸的是，在现实中获得准确的信息是很困难的。取而代之的是大量虚假信息，从虚构到事实，从神秘到真实进行辨别可能十分困难。这使得康复过程更加困难。设想你在开始洛杉矶旅行之前，手上有一份可信度较高的地图，但它却忽然变成了一份波士顿地图。或者你的朋友搬到一个新地方，不小心给了你一个错误的地址。无论是哪种情况，你的旅途都将会很混乱，很可能迷路。所以仅仅获得信息是不够的，关键是获得准确的信息。然而，尽管我们掌握了很多 BPD 的最新资料，但许多陈旧的关于 BPD 的神秘故事仍在误导着人们，也给患者增加不少病耻感。在本章中，我们将回顾和质疑一些关于 BPD 的虚构故事以及错误看法。

耻感与 BPD

虽然许多精神疾病都会有社会耻感，但是 BPD 的病耻感似乎更为强烈。在过去的十几年里，国际互助组织如国际精神疾病联盟（NAMI）努力减少严重精神疾病的社会病耻感。目前我们很少在媒体上看见这些精神病患者以负面形象出现，而且在大众中的错误认识也越来越少。然而，目前对 BPD 的病耻感仍然存在。

为什么社会对 BPD 患者的耻感要比其他疾病多呢？目前还不是十分清楚，推测可能有以下几方面原因。第一，BPD 的病因至今不明，而且糟糕的是，有时候人们习惯于对他们不理解的疾病附加更多的负面看法。第二，正如我们前面所提到的，许多 BPD 的症状触到了当今社会人们的伤痛之处。BPD 的一些行为表现让人们吃惊或难以理解。例如，自伤和自杀企图会让他人感到困惑和惊恐，很难被人们所理解。当人们不了解一种行为的发生时，尤其是这种行为让他们受到惊吓时，他们很容易倾向于评判当事人，而不是努力去了解当事人。并且，我们社会的主体价值观念是平和、冷静、镇定和控制。这些都是 BPD 患者无法忍受的。事实上，因为 BPD 患者存在强烈的情绪，经常以极端的引人注目的方式表达自己的情绪，所以那些以善于控制情感为价值取向的人就会评论 BPD 患者，甚至对 BPD 患者产生偏见。BPD 患者极端的情感和行为可能是社会对 BPD 患者歧视的原因。

最后，产生病耻感的另一个原因可能是电视和电影媒体。媒体喜欢关注 BPD 患者，也许是因为 BPD 患者的强烈影响力。他们的戏剧化、令人兴奋、有领导魅力的特质以及他们丰富的经历很吸引人。所以，不必惊讶电视和电影导演有兴趣描绘如此强烈、丰富、戏剧化的角色。他们是为了寻找更高层次的戏剧效果，媒体倾向于简单片面地描述 BPD 患者的表现，而这种描述经常是负面的。实际上，对 BPD 患者负面、不准确和不友好的描述已经是普遍现象了。虽然没有什么恶意，却造成了社会对 BPD 的病耻感，更增加了公众对 BPD 真正了解的难度。

关于 BPD 的常见误区

由于社会对 BPD 长期的误解和偏见，以及媒体对 BPD 的负面描述，我们认为澄清对 BPD 的常见误区很有必要。因此，下面列举了关于 BPD 及患有这类疾病的患者最普遍的 7 个误区，以及反击这些误区的实际情况。

误区 1：BPD 患者操纵他人，寻求关注

这是对 BPD 最常见的误解。事实上，这种误解不仅在媒体上可以看到，在临床和学术研究资料中也可能看到。这种误解可能来源于人们试图对 BPD 患者问题的错误解释，尤其是自杀和自伤行为。正如我们前面提到的，未曾发生过这种行为的人，看到别人做出这些行为时常感到震惊、害怕和无法理解。所以，自杀和自伤行为会引起其他人强烈的情感反应，包括恐惧、愤怒、悲伤、内疚和困惑。此外，因为这些行为如此严重并威胁生命，许多人发现后想要快速干预以帮助或支持这些人。

我们认为，面对存在严重并有威胁生命问题的人，帮助他们是人类普遍的愿望，但这种自伤或自杀做法可能使人们认为 BPD 患者试图以此操纵他人。更具体地说，看到人们快速对 BPD 患者提供帮助、支持和保障时，一些精神卫生专业人员可能认为 BPD 患者利用自杀企图或自伤来操纵他人，引起他人的注意或得到他们的帮助。这种思考问题的方式不能基于他或她的行为影响来推断一个人的意图。例如，你为了不迟到而匆匆赶往办公室，你闯了红灯并撞到了路人。如果说 BPD 患者自杀是为了操纵别人，让别人为他提供帮助，就像你闯红灯是为了撞到路人一样。再举个例子，如果我们看见一个妇女喝了一大杯水，我们就认为她渴了。然而，我们没有考虑人为什么喝水，有无其他原因，她也许不是渴，可能只是喉咙干痒；也许她试图阻止自己打嗝；也许她饿了。如果我们只是

简单地臆断，就会得出错误的结论。同样的原理也适用于对 BPD 的推测。自伤或自杀企图会引起他人的注意或获得帮助，但这并不会告诉我们这些自伤、自杀行为的真正原因。事实上，正如我们将在第 6 章讨论的一样，研究结果提示，影响他人并不是自伤或试图自杀的主要原因。

再者，即使人们认为唯一可以引起他人注意的方法是做出自伤的极端行为，但他们并不是利用这种行为来操纵他人。这也许只是意味着他们急需从其他人那里得到某种形式的关注，他们还没有学会得到满足的其他方法。其实，引起他人的关注和尊重是最基本的人类需求。当然，我们都愿意得到积极的关注而不是消极的关注。但是，在某些情况下，积极的关注并不都是可利用的。此时，人们宁愿接受消极的关注，而不愿意没有一点关注。所以，为得到他人的照顾和关注而去自伤或企图自杀，认为他们是为了"操纵他人"，持这种观点的人忽视了人类最基本的需求。

需要切记的是，BPD 患者并不是要操纵他人。BPD 患者经常伴有自伤和自杀行为，对他本人而言是有原因和目的的，即使这个目的不会被局外人真正理解。

误区 2：BPD 患者是暴力的人，伤人风险较高

这并不是真实的。除了大小银幕上描绘的 BPD 外，绝大多数BPD 患者没有暴力倾向而且危险性特别低。事实上，许多 BPD 患者都竭力避免以任何形式伤害他人，宁愿牺牲自己的需求而要让别人快乐。BPD 患者总是害怕孤单并且拼命维护人际关系。因此，他们竭尽全力去关心他人。当然，他们不会做出任何可能导致别人离开或排斥他们的事情。

大多数研究者都认为 BPD 患者更多的是伤害自己而不是伤害他人。BPD 的标志性症状是自我破坏和自我伤害的行为，所有研究者都认为 BPD 患者企图将愤怒指向内部而不是外部。我们的治疗经验也发现，BPD 患者更容易对自己感到愤怒而不是对他人，并且他们更倾向于伤害自己。其实，BPD 与反社会型人格障碍（ASPD）的关键区别是把愤怒和伤害指向内部还是外部。具体地说，BPD 是

内化的愤怒，有自我伤害的危险，ASPD 是指向他人的愤怒，对他人有暴力危险。

最后需要指出的是，许多 BPD 患者实际上害怕表达愤怒，并且不惜一切代价避免体验愤怒或愤怒的表达。在一些病例中，患者存在严重的童年虐待史，包括广泛的躯体虐待。他们经历过严重虐待，所以切身感受到的是那么地可怕，某些 BPD 患者发展到不能忍受任何形式的愤怒和躯体攻击，并且决定绝不会把这种伤害强加给他人。一些 BPD 患者以关门方式攻击他人就是压抑对愤怒的表达，尽管对任何愤怒的恐惧或逃避都有底线（如很难勇敢地面对自己或解决生活中引发的愤怒）。这有助于改变人们对 BPD 患者暴力的误解。

误区 3：BPD 是一种终身障碍

直到数年以前，人们还认为 BPD 是不能治愈的，一旦患上这种障碍就会终身患病。（这是一些临床医生拒绝诊断 BPD 的原因之一，他们害怕患者背上这个诊断并认为治愈无望。）我们现在知道这是不正确的。BPD 实际上有良好的预后。最近的研究表明，BPD 比双相障碍更容易恢复（Lieb，Zanarini，et al. 2004）。这有赖于我们对 BPD 的深入了解以及治疗手段的进步。在第 4 章中，我们会深入讨论关于 BPD 预后的最新研究结果，总结近年来关于 BPD 恢复所需要时间的研究。目前，重要的是切记那些被诊断为 BPD 的患者依然有很大的希望被治愈，因为大多数患者都从疾病中康复并过上了自己想要的生活。

误区 4：BPD 是不可治疗的疾病

这个误区与上述误解有关，而且它的由来很有趣。在我们获得现有关于 BPD 的知识之前，许多精神卫生专业人员治疗 BPD 患者有困难，他们发现各种治疗似乎并不起任何作用。因此，他们认为 BPD 是一种不可治疗的疾病。为什么会导致这种结论呢？这好比去体育馆想要举起 90 千克（200 磅）的重量，费尽努力却发现90 千克举不起来，然后得出结论说举起 90 千克是不可能的。在治疗 BPD 的问题上也存在类似问题。据我们目前所知，先前的治疗手段都没有效果（Lieb，Zanarini，et al. 2004）。他们既不专业，也对 BPD 的起因了解不够。因此，治疗没有效果，这并不意味着患者和疾病本身有问题。早期的治疗手段没有效果也并不意味着 BPD 不可治疗。事实上，我们现在知道，当采用针对 BPD 的特殊治疗时，BPD 患者会在相对较短的时间内取得显著的进步（Bateman，Fonagy 1999；Linehan 1993a）。

特别是我们现在有很多证据表明许多不同类型的治疗手段（无论是认知取向，还是行为取向，或心理分析取向）对 BPD 治疗都是有效的（Lieb，Zanarini，et al. 2004）。这些治疗手段仅仅只需要 1 年左右的时间就显著地减少 BPD 的自伤和自杀企图，也减少了抑郁和焦虑症状（Bateman，Fonagy 1999；Linehan 1993a）。此外，人们还发现仅仅为期 3 个月的治疗也能帮助 BPD 患者减少心境症状和自伤，提高整体的日常生活功能（Gratz，Lacroce，Gunderson 2006；Gunderson et al. 2005）。

误区 5：BPD 是由糟糕的父母引起的

许多精神卫生专业人员曾经认为 BPD 的起因是患者在早年儿童期与母亲关系不良所致。因此，在整个心理学和精神病学领域，大家对孩子经历过的许多问题，往往归因于他或她的母亲。虽然这种"坏母亲"的偏见已经在许多心理学领域得到纠正，但是仍然还有人认为 BPD 的起因是由于虐待、忽视或不良的教养方式引起的。

关于这个误解，有两种情况需要关注。首先，增加发病风险的事物（危险因素）和必然发生该疾病的事物（必然原因）是不同的。有证据表明，BPD 童年时期遭受虐待可能增加患 BPD 的风险，并可能促进某些人患上这种疾病。然而，不是每个 BPD 患者都曾遭受过虐待。事实上，大多数 BPD 患者没有被虐待史。童年期被忽视的原因也是如此。虽然我们知道童年期被忽视会增加 BPD 的危险性，是一个潜在的致病因素，但并非所有的 BPD 患者都被父母忽视过。因此，与照料者关系好坏并不一定就会导致 BPD。BPD 发生还存在许多其他与虐待无关的因素（这些问题我们将在第 3 章中讨论)。

　　我们知道，BPD 是由人格特质和应激的体验共同引起的。这些应激因素包括严重躯体或性虐待，家庭成员的不良关系。例如，导致 BPD 的一个因素可能是你与周围每个人存在的感受不同。例如，你是一个情绪化的人，而你的家人却是含蓄的。在一个家庭环境成长的人似乎与你感受到的真正压力有所不同。你也许开始觉得你是害群之马或局外人，并且认为自己犯了错误。你的其他家庭成员也许不了解你，或可能看问题的方法不同。你甚至认为你的存在是一个错误。当合并某些人格问题时，类似的一种应激源可能会导致 BPD。

　　同样，即使你父母大多数时间没有在你身边，这也并不意味着父母是坏的或忽视你。其实，当今许多父母发现他们没有足够的时间陪孩子。许多家庭甚至没有足够的时间与其他的家庭成员在一起，因为他们在努力维持生计，或者忙碌一整天的时间都无法把所有的事情做完。这些因素本身并不是引起 BPD 的必要因素，在大多数案例中也没有发现这种因素的影响。如果某人存在某些人格特质，或经历了其他压力性体验（如同伴间的矛盾），再处于这种类似的情景下，就可能导致 BPD。这不是因为父母的问题，而是由于某个特别孩子的特殊需求在家庭中没有得到满足的原因。

　　虽然在儿童时期遭受虐待和忽视被认为是引起 BPD 的可能因素之一，但不是每个 BPD 患者都有这样的经历。其实，在许多病例中，BPD 患者的家庭成员都付出巨大的努力，并以所有可能的形式帮助患者。这些家庭尽他们最大的努力来帮助比其他某些人天生敏感和情绪化的亲人。

误区 6：BPD 患者是疯狂和失去理性的

　　这种误解极其偏离事实。BPD 患者承受着许多痛苦，他们挣扎在强烈的情绪煎熬之中。有时候，患者停止不了这种挣扎，只有他们不顾一切地做出或说出什么事情才会感觉好一点。虽然他们总是在事后感到内疚和后悔，但当时的这些行为是为了缓解情绪所带来的痛苦。

正如前面所提到的，我们知道所有的行为都是有目的性的，并能满足个体某些主要的需求（即使这些行为从长久来看会造成更多的问题和痛苦）。尽管某些行为让那些没有经历过 BPD 的人无法理解（如自杀企图、自伤、药物滥用），但它们满足了当时患者渴望达到的主要目的。事实上，人们经常以企图自杀、使用药物或伤害自己，来满足一些人类最基本的需求。例如，只是为了感觉更好一些，得到某些宽慰，释放情绪的痛苦。这些行为既不是疯狂的，也不是失去理智的。其实，他们常用这种方法在短时间内满足他们的需求。问题是这些自我破坏行为从长远的角度来看是非常不利的。

值得注意的是，BPD 患者的天性与其他人没有什么不同；他们不是来自其他星球的人，也不是由特殊物质构成的。实际上，BPD 患者的人格特质和其他人的人格特质相同，只是某种程度上或多或少一点。与 BPD 有关的人格特质之一是**神经质**，它的本质意味着"负性情绪"。我们所有的人在某种程度上都经历过负性情绪。而 BPD 患者恰恰经历的负性情绪体验比其他人更强烈一些。

另外值得注意的是，某些 BPD 患者的人格特质也可能是一个长处。研究者发现，BPD 患者表达情感比其他人更强烈（Henry et al.2001；Koenigsberg et al. 2002）。这样看来，不利的一面是消极的负性情绪（如悲伤、内疚、羞愧）体验较强烈；而有利的一面是积极正性情感（如激动、高兴、愉快）的体验也很强烈。富有强烈的情感可以使我们的生活更加丰富多彩，更加令人振奋。

最后，虽然 BPD 患者的一些想法在他人看来可能是非理性的，但实际上却是无可非议的，也是完全合理的。BPD 患者经常害怕别人排斥和抛弃他们。他们也许会感到别人似乎在找他们的麻烦或故意伤害他们。虽然目前这些想法和评价可能不确切，但它们的确发生过。也就是说，这些想法不是凭空出现的。我们如何思考，如何评价周围环境或他人的行为，如何看待自己，这些都来源于我们的生活经历。许多 BPD 患者所处的生活环境的确发生过被遗弃或拒绝的事件。因此，他们可能从他人的行为中猜想这种行为是很正常的。这些猜测是我们身体对某些负性结果所产生的一种正常反应（保护自我）。而认为这些想法不是理智的观点则忽视了它们来源于人类自身体验，并否认了这类障碍常常与生活经历（如虐待、忽视和拒绝等）相关的事实。因此，当你考虑到 BPD 患者所处的环境时，就会发现他们的想法是不难理解的。

误区 7：BPD 只发生在女性

从最初级的水平来看，这个观点是不切合实际的。男性可能而且的确也会发生 BPD。事实上，研究提示男性 BPD 患者与女性有同样的问题和痛苦，这种障碍在性别上没有差异。

虽然我们知道男性可能患 BPD，但是女性 BPD 患者确实比男性更多，大约是男性的 3 倍（Gunderson 2001）。我们不了解为什么是这种情况，但有两个原因可解释女性 BPD 的诊断为什么高于男性。

一个可能的解释与女孩和男孩的养育方式有关。因为女孩被认为是情感丰富、善于表达、依赖他人的特质，而男孩在表达情感和对痛苦的反应方式与 BPD 相关的表达方式截然不同，这就造成不同的诊断。例如，男性可能有攻击行为而不是哭泣，也不会寻求他人的帮助来摆脱孤独。男性可能转向使用药物麻痹自己的痛苦。相反，因为许多 BPD 的性格是刻板"女性"性格的变异，女性可能认为采用这些方式表达并承担情感上的痛苦是可以接受的。

另一个可能的解释是临床医生更愿意诊断女性为 BPD，而男性诊断为其他障碍（像 ASPD），这仅仅是性别角色的刻板原因。因为临床医生认为 BPD 多见于女性，他们可能更注意女性患者而忽视男性。同样，因为在我们的社会里，BPD 的某些症状的描述在女性身上比男性更容易接受（如情绪化、依赖关系），所以临床医生也许认为这是一种仅限于女性的障碍，他们忽视甚至无视男性也会患这种障碍。

小　结

在本章中，我们挑战并质疑了关于 BPD 的一些常见误区。当然，这还不够详细全面，还存在许多对 BPD 的误解。但是，我们讨论了当下对此疾病最常见和最主要的误区。我们一直在进行有关BPD 的研究，对该障碍的了解比 5 ～ 10 年前要深入得多。遗憾的是，虽然有更深的了解，许多误区仍然存在并且使 BPD 的病耻感不断增加。当你想到 BPD 时，切记最重要的一件事情是，BPD 是一个富有人情味的障碍。它的核心表现不是对他人恶毒、疯狂丧失理性或漠视。相反，BPD 是可以理解的（尽管有时被误解）并试图满足人类最基本需求的一种障碍。只有不断揭开这种障碍的神秘面纱，了解它真正的起因和特征，才能改变社会对 BPD 的认识，让我们更好地了解如何采用最恰当的方法帮助 BPD 患者。

表 2.1　对 BPD 患者常见的 7 种误区

- BPD 患者操纵他人，寻求关注。
- BPD 患者是暴力的人，伤人风险较高。
- BPD 是一种终身障碍。
- BPD 是不可治疗的疾病。
- BPD 是由糟糕的父母引起的。
- BPD 患者是疯狂和失去理性的。
- BPD 只发生在女性。

第3章　边缘型人格障碍的起因

在本章中，我们将了解关于 BPD 的病因学问题。目前还没有人完全了解 BPD 的病因。但是，最近数年来的研究发现，BPD 是多种综合因素所致，包括遗传因素、生物学因素、人格特质和应激体验等。

边缘型人格障碍有遗传性吗

凯西家族一直与其他家族有些不同。他们会对很小的一件事情反应强烈。他们总是因某些事情感到心烦或压力过大，他们总是在争吵。凯西有时看见母亲的手臂上有伤痕，但是他从来不清楚是什么原因。父母总是反复无常，一会儿相互殴打，一会儿又互相倾诉爱恋。当他开始去治疗的时候，才意识到父母与他有着同样的问题。

你可能会考虑一个重要问题，BPD 是从父母身上遗传下来的吗？研究者通过双生子研究回答了这个问题。大体上来说，研究者已进行数个双生子研究，寻找单卵双生子是否比双卵双生子更容易患 BPD。正如你所了解的，单卵双生子来自同一个受精卵，具有完全相同的基因。相反，异卵双生子来自不同的受精卵，仅 50% 的基因相同。如果单卵双生子比双卵双生子更容易遗传 BPD，那么BPD 很可能具有遗传性。

BPD 的双生子研究文献不多而且结果各异。在挪威进行的规模最大的研究发现，如果你患 BPD，你的单卵双胞胎患病率为 35%，异卵双胞胎患病率为7%左右（Torgersen et al., 2000）。研究结果表明BPD具有遗传性（至少部分遗传）。另一些研究也发现，50%的BPD有遗传性（Torgersen 2005）。

　　另一个检验方法是，你是否被遗传BPD要看你的一级亲属中间（父母和同胞）BPD的发生率。如果BPD具有遗传性，而且你患有BPD，你的父母和同胞也有可能患BPD。一些研究结果发现，10%～20%的BPD患者的一级亲属也患有BPD（Baron, Gruen, Asnis 1985；Links, Steiner, Huxley 1988；Zanarini et al. 1988）。这个患病率看起来很低，对吗？如果BPD具有很大的遗传性，你或许认为更多的一级亲属都该患有这种障碍。但BPD的总体患病率仅为1.6%左右。所以，这意味着BPD患者的一级亲属患病率是正常人群的12倍。

什么是基因

　　据推测，BPD有大约50%的遗传概率，如果你患BPD，你也许想准确地知道你被遗传了哪类基因。这是一个非常复杂的问题，目前还没有明确的答案。基因的活动可能最终会影响环境（通过影响你的行为）而使其变得更为复杂，环境也可以影响基因活动。目前认为基因可能使人类对环境的压力更加敏感和脆弱。换句话说，基因本身并不能导致BPD，如果你经历的环境有压力，某些基因或基因组可能使你发展为BPD。但我们并不认为单个基因是患BPD的主要因素。在大多数情况下，可能是多基因的共同作用影响个体是否患精神障碍。

　　据我们所知，还没有公开发表的研究表明特定的基因与BPD有关。但是，随着人类基因图谱的研究进展，这方面的研究将会越来越多。目前，我们能做的就是关注BPD人格特质的基因研究。

人格特质、基因和BPD

　　凯西是一个情绪化和冲动的人。实际上，许多人就喜欢他这种性格。高中时他就很受欢迎。他愿意承担其他人不愿意承担的风险，在攀岩和蹦极活动中是个领头人。凯西总是容易获得酒和毒品。他同时是一个很敏感的人，哪怕是最轻微的责备也容易受到伤害。他的情绪很不稳定，无论是愤怒、高兴、悲伤、焦虑，他都能感到这些情绪强烈而生动。

BPD 是一种人格障碍，你也许很想知道哪类人格特质与 BPD 相关。那么，究竟人格特质是什么？人格特质是思维、情感、行为的表达方式，在你的人生当中在不同的环境下是相同的，它是一个人所具有的个性元素。如果有人说，"她真有个性"或"他喜欢与他人交往"或"他是一个内向性格"，其实他们谈论的都是人格特质。

冲动与多巴胺基因　BPD 与一个人的人格特质相关的是冲动问题。在外界刺激的一瞬间，患者往往不加思考地做出一系列行动（Schalling，1978）。如果你患有 BPD，你也许会注意到你总是有冲动倾向。你不考虑可能发生的任何后果就很快做出决定。例如，你刚刚遇到某人就会选择与他一起回家，而不考虑你是否会受到伤害。或者你可能突发奇想饮酒狂欢或使用药品，而不考虑所有的负面结果。冲动是 BPD 的一个特征，它可能给你带来麻烦和烦恼。

的确，BPD 患者往往比没有 BPD 的人和其他人格障碍更容易冲动（Morey et al. 2002）。BPD 患者也存在类似冲动的其他人格特质，例如猎奇（倾向寻找有趣和新奇环境）（Ball et al. 1977）。另外，冲动与 BPD 患者中的自杀企图有关。冲动性越高，曾经尝试自杀的次数就越多（Brodsky，Malone，Ellis 1997）。

一些研究结果提示，伴有多巴胺 D_4 受体基因某种类型的人其多巴胺活性较低，可能存在某些与冲动相关的人格特质，例如猎奇（Ebstein et al. 1996）。多巴胺是脑内与心境、愉悦的体验、机体运动调节相关的化学物质。当然，这种多巴胺基因不能完全解释所有冲动行为的发生。到目前为止，研究结论尚不一致（Strobel et al. 2003）。一些研究认为 D_4 受体基因与人格相关，其他研究则发现无关。针对多巴胺 D_4 受体基因与 BPD 的关系的研究较少。未来对 D_4 受体基因的研究也许会帮助我们更好地了解冲动与 BPD 的关系。

负性情绪与 5- 羟色胺基因　另一个与 BPD 有关的人格特质是

对负性情绪的易感性。其特质之一称为**神经质**（neuroticism）。从根本来说，这是一种体验负性情绪的倾向。如果你的神经质程度较高，你很可能体验到许多负性情绪。当然，这是 BPD 的特征之一（参见第 2 章）。如果你患 BPD，你对负性情绪可能一点也不陌生。

　　在某些时候我们都体验过负性情绪，而且或多或少地都有些神经质倾向，某些人只不过较其他人有更高的神经质倾向。研究结果告诉我们，BPD 患者在神经质的评估上趋向于比没有 BPD 的人得分高（Farmer and Nelson-Gray 1995）。BPD 患者与神经质相关的其他人格特质评分也比较高，例如**回避伤害**（往往避免危险和潜在的伤害行为）（Ball et al. 1997）以及**焦虑**（Farmer，Nelson-Gray 1995）。这些可能并不奇怪。现在你知道了 BPD 患者是非常情绪化的。我们经历强烈而消极的情绪并没有什么错误，但面对这些情绪时，你的行为才是最重要的。

　　有些研究者仔细研究了神经质的哪些基因与这种人格特质有关。一些人认为大脑中的化学物质 5- 羟色胺可能与负性情绪、抑郁、焦虑、神经质有关。5- 羟色胺是一种神经递质，调节情绪、饥饿感、体温、性行为、睡眠、攻击行为等。一些研究表明，较高神经质的人往往有某种多态性基因，这种基因与 5- 羟色胺活性低有关（与非神经质的人群或没有这类基因的人比较）（Lesch et al.1996；Lesch，Heils 2000）。所以，有这种基因的人可能存在 5- 羟色胺活性低，负性情绪水平较高（神经质）。如果负性情绪水平较高，你也许更容易发展为 BPD。

边缘型人格障碍与大脑

　　凯西告诉他的治疗师：“我总有一些古怪的事情，我对事情的反应与他人也不同。”他说，在心烦的时候，感觉好像大脑在一瞬间失去控制，不能清晰地思考，也不能让自己冷静下来，控制不了自己。好像有人支配他的大脑。他问道：“我的大脑和别人的大脑不同吗？我就是疯子，或两者都存在？”

如果你患有 BPD，也许想知道你的大脑是否与没有患 BPD 人的大脑存在某些方面的不同。你也许已注意到，你对事物的反应与你周围的其他人不同。你也许想法奇特，情感更加强烈，很难控制自己的冲动行为。如果是这样，你也许想知道你是否就是有个与其他人不一样的大脑。

事实并不像我们所想象的那么简单。大脑是很复杂的。科学家刚刚开始认识大脑存在许多交互作用的结构和系统。你的大脑与众不同之处也许在出生时，甚至在出生前就已经存在了，或者是随时间推移逐渐发展起来的。许多情况都可能影响大脑的功能，甚至某些脑区域的大小。BPD 患者与非 BPD 患者大脑的不同可能归于基因，在孕期暴露于不健康的环境或物质（应激事件、药物、毒物、酒精使用），在婴儿期、儿童期或后期经历一些压力性事件，酒精使用，药物使用，或者任何可能影响大脑的许多其他事件。

下面，我们分析可能与 BPD 有关的一些大脑区域，包括大脑边缘系统、前额叶皮质和下丘脑 - 垂体 - 肾上腺轴。

大脑边缘系统和前额叶皮质

大脑边缘系统是与情感、记忆和快乐等有关的一个脑区。这部分大脑结构包括**杏仁核**和**海马**。杏仁核是大脑的主要情绪中枢。当你经历情感事件时，杏仁核开始警觉起来并增加活性。相比之下，海马主要涉及学习和记忆问题。

正如我们已经讨论的，BPD 是一种情绪障碍。如果你患有BPD，你很可能体验过强烈的情绪，有时候这些情绪变化多端，有时候长时间的苦恼挥之不去。当你感到情绪强烈的时候，你或许会感到很难平静下来。所以，研究者发现 BPD 患者的杏仁核与正常人的差异可能并不奇怪。

研究结果显示，与没有患 BPD 的人相比，BPD 人群的杏仁核较小（Schmahl et al. 2003；Tebartz van Elst et al. 2003）。其杏仁核的某些区域对情绪刺激的反应非常敏感。例如，一个研究检测了当人们看到不同类型的情绪表达面孔（如悲伤、愤怒）时杏仁核有哪些变化，结果显示，BPD 患者的左侧杏仁核活性明显增强（Herpertz et al. 2001）。

研究结果还显示，BPD患者的海马比正常人小（Schmahl et al. 2003；Tebartz van Elst et al. 2003）。有趣的是，创伤后应激障碍患者的海马也比较小，但只有BPD患者的海马和杏仁核两者都变小了。

BPD涉及的另一个大脑区域是**前额叶皮质**。这是一个体积较小却很复杂的区域，但它涉及许多不同的功能。前额叶皮质被大家所熟知是因19世纪菲尼亚斯·盖奇的案例，菲尼亚斯是一名铁路工人。一天他正在清理一条新铁路上的轨道，悲惨的事件发生了，一根钢筋从他的右前额叶皮质穿过。他奇迹般地活了下来，没有任何躯体疾病地生活了许多年。不幸的是，他的人格发生了很大变化。在发生事故之后，他的社会功能削弱，不能长期干一项工作，而且常做出错误的决定，容易暴怒、做事冲动。这个案例启发了我们对前额叶皮质的研究，研究它在帮助我们控制行为、做出合理的决定、考虑不同的选择并选择最有效的方法、处理好情绪影响中的重要作用（Damasio 1994）。

某些证据表明前额叶的活动会影响边缘系统的一些活动（包括杏仁核）。前额叶皮质的活动可以抑制大脑情绪中枢的活动。其实，关于BPD的一些研究发现，BPD患者在暴露于某些应激性事件的回忆时，前额叶皮质的某些区域活性降低（如前扣带回皮质、其他脑区）（Schmahl et al. 2003）。如果BPD患者前额叶活动水平较低，那么前额叶就不能够抑制杏仁核的活动。因此，当BPD患者经历应激事件时，他们的情绪可能会瞬间失控。

下丘脑 - 垂体 - 肾上腺轴

下丘脑 - 垂体 - 肾上腺轴（HPA轴）是与BPD相关的另一个脑区。这部分大脑结构包括**下丘脑**和**垂体腺**。这两个区域都会影响身体对应激的反应。HPA轴活性过高导致应激系统激素中**皮质醇**浓度增高。研究者研究HPA轴时，经常让人们提供唾液样本用于检测他们系统中皮质醇的含量。这是测量HPA轴活性的一种间接手段。一般活性越高，系统中的皮质醇越多。所以，一个高活性的

HPA 轴意味着存在一个高活性的生物应激反应。

如果你患有 BPD，你也许已经注意到，在别人看起来很小的应激事件对你来说却反应强烈。你也许在某些时期经历过极度的紧张，即使是很小的事情也会使你愤怒，就像你的电脑不能正常运转一样，在垃圾车来之前忘记把垃圾拿出去，丢失钥匙，在工作上受到老板的批评，撒了咖啡，或者我们大多都经历过的其他日常小事。换句话说，有时候你也许存在一个过度的应激反应。

有关 HPA 轴的某些研究发现，BPD 患者的皮质醇反应比一般人更强烈（Grossman，Yehuda，Siever 1997；Lieb，Rexhausen et al. 2004）。其他研究发现 HPA 轴的高反应可能会导致人们尝试自杀（van Heeringen et al. 2000）。

另一个重要发现是压力和创伤生活事件可能增强高皮质醇反应和 HPA 轴活性（Carrion et al. 2002；Essex et al. 2002）。这是很容易理解的，如果你遭受严重的伤害或创伤，你的身体可能会决定："嗨，是该好好准备我的应激系统了，以防再次发生这样的事件。"皮质醇反应是身体部分对应激的反应。

所以，通过经历许多应激事件之后，你的身体为了自身受益可能变得太敏感。正如我们前面提到的，你也许会对微小的事件（如撒了咖啡）感到压力很大。这种反应在所有的人当中都会不时发生，当我们非常紧张的时候，比如我们想要驾车时，撒了什么东西，或电脑或复印机运转不良，联想可能增加数倍。如果你患有 BPD，对这些事件可能会反应更强烈或更频繁。这些反应可能部分归因于你生活中应激性体验的生物学影响。

不良生活事件：边缘型人格障碍与环境因素

凯西好像不能调节他的生活。似乎总是处于不良的事件中，被辞退工作，发生交通事故，等等。虽然他在童年期没有遭受性虐待和躯体虐待，但他记得被父母情感忽视，或在他不高兴时对他发火。他叔叔去世时他一直哭泣，开始父母对他还好，后来他们就告诉他不要多想了。再后来每当因此事感到悲伤时，父母就冲他喊叫。

　　正如我们讨论过的，BPD 是一个复杂的障碍，BPD 的病因同样复杂。许多不同的事件同时发生可能使某人患 BPD。除了基因、大脑和人格因素之外，某些生活经历也会导致 BPD。BPD 不仅与遗传相关，还与生活经历有关。

本性与培养

　　你可能听说过关于"本性与培养"问题的争论，即精神障碍是与基因相关（先天），还是与环境因素有关（后天）。坦白地说，这种争论是过时的。研究发现先天和后天在所有的精神障碍中都发挥着重要作用。我们知道，把先天和后天因素分开是不可能的，最新研究指出环境可以影响一个人的基因活化（Johnson，Edwards 2002）。环境还可以影响大脑的活动、大脑的某些区域、身体的生物学系统。当你阅读这些环境因素时切记，环境因素与基因、大脑和身体的相互作用导致了 BPD。

创伤经历与童年期虐待

　　在 BPD 的环境因素中讨论最多的是童年期的虐待问题。关于童年期虐待准确的描述是，被虐待，被忽视，身体、情感或性虐待，或者在成长过程中没有得到足够的支持。特别要指出的是，许多研究已表明 BPD 与童年期性虐待有直接关系。虽然研究结果不尽相同，但推测大约 50% 的 BPD 患者有过某种童年期性虐待经历（Silk，Wolf，Ben-Ami 2005）。

　　童年期性虐待是 BPD 的一个致病因素吗？是的，童年期性虐待，尤其是照料孩子的父母、儿童照料者、供养者、亲属，肯定会增加罹患 BPD 的某些风险。一些研究显示遭受虐待越严重，BPD 的认知和人际关系症状就越严重（Zanarini et al. 2002）。

　　BPD 的认知症状包括分离症状（离开）。分离症状是经历创伤事件者的常见体验。这些创伤体验虽然最终会成为问题，但我们认为最初发生分离症状的原因，是因为分离症状可以让他们缓解压力以及情感的混乱，某些人的分离症状与既往的虐待经历有关。

　　猜疑（不相信他人，认为他人对自己有消极的看法）是 BPD

的另一个认知症状。如果在儿童期你遭受过性虐待，那么不相信他人，而且总是猜疑就不足为奇了。其实，你有点猜疑和谨慎地相信他人可能是一种过度的自我保护。

人际关系症状可能与虐待相关，最主要的表现包括害怕被抛弃、极力避免被抛弃、摇摆不定和混乱的人际关系。童年期受虐待可能导致在与他人交往过程中缺乏安全感，如果施虐者是父亲、母亲或照料者，其影响更加明显。

自杀和自伤行为似乎也与性虐待有关。这并不奇怪，一些研究发现 BPD 患者遭受的性虐待越严重，其自杀或自伤行为就越强烈（Silk et al. 1995；Zanarini et al. 2002）。

总之，一些证据表明童年期遭受性虐待与某些 BPD 的症状有关。正如 Mary Zanairini 博士认为："童年期性虐待并非是 BPD 发生的必要条件，也不是发生 BPD 的足够理由（Zanarini et al. 1997）"。最佳结论是：童年期虐待（特别是性虐待）与**某些** BPD 患者的**某些症状有关**。

BPD 是源于创伤后应激障碍吗

因为 BPD 与虐待之间有关系，某些人认为 BPD 是创伤后应激障碍（PTSD）的一种复杂类型。在下一章节我们会讨论此话题，PTSD 是在遭受恐怖、惊吓或严重的创伤事件之后发生的障碍。所以 PTSD 可能反复体验创伤事件的联想、回忆、想象、噩梦，也许在头脑中显现鲜活的创伤回忆（闪回），感觉好像创伤事件又刚刚再次发生一样。性虐待可能是导致 PTSD 的一类创伤体验。

基于以下两点，我们认为 BPD 不是 PTSD 的一种类型。第一，大约 50% 的 BPD 患者没有报告童年期性虐待的事件，其中 54% 达不到 PTSD 的诊断标准（Lieb，Zanarini et al. 2004）。第二，一些 BPD 患者没有报告经历过任何形式的创伤事件。诊断 PTSD 需要具备严重的创伤事件。如果你没有经历创伤事件，不可能诊断 PTSD。正如我们在第 5 章讨论的内容，BPD 和 PTSD 有时会同时发生，但不是每一个 BPD 患者都共病 PTSD。因此，我们认为 BPD 不是 PTSD 的一种复杂类型。虽然创伤确实在某些 BPD 患者中起了作用，但 PTSD 似乎是一种完全的分离障碍。

无效环境

　　除了虐待之外，其他童年经历也会导致 BPD。其中之一就是成长在一个**无效环境**中。**无效**一般是指无效、不合理、不可理解或不真诚的交流。**无效环境**就是指在这种环境中大家认为你的想法和情感无效、不合理、不可理解或不真诚。在一个无效环境中，当你烦恼的时候，你也许会受到斥责、批评或者忽视（Linehan 1993a）。Marsha Linehan（1993a）的理论是，人们认为 BPD 许多问题都是情绪化和童年期的无效环境共同作用的结果。

　　成长在一个无效环境中导致 BPD 患者出现了许多问题。例如，当你的父母或照料者对你发脾气，以粗暴方式对待你，或你真的对某些事情感到厌烦的时候，你可能开始变得害怕自己的情绪。事实上，Linehan 博士曾经说过，许多 BPD 患者都害怕自我的情绪（Linehan 1993a）。类似的情况还有很多，如果你的烦恼是因为朋友对你不敬，叫你外号，使你感到受伤害或被责备，而且你的父母此时又对你发火（例如说："不许哭，没什么可哭的，回你自己的房间吧！"），你也许就会开始认为你的情绪有问题了。你也许还认为，一开始有了这些情绪本身就是自己的问题，尤其是某些人告诉你不应该如此心烦悲伤的时候。其实，BPD 患者很难相信自我和他们的情绪，他们经常为自己的情绪化而觉得自己毫无价值或责罚自己。

　　无效环境还可以让一个人感觉失控，因为环境提供的反馈可能与他（她）本人的想法或感受不一致。某些研究者们发现人们喜欢从别人那里得到与本人看法相一致的反馈（Swann et al. 1990）。如果反馈反映了你的想法和感受可能是安慰，这让你感觉很有价值。相反，当听到的反馈不符合你经历的某些事情时就可能是一个打击和烦恼。即使有消极想法的人也宁愿听到关于自己消极的事情，而不愿意听到好的事情（Swann et al. 1990）。

　　同样，当某些人让你的情绪变为无效的时候，你的情绪会变得更加强烈，并有失控感。如果你的兄弟刚刚去世，你正在伤心哭泣，你的朋友对你说："别这样，你和他没那么亲近吧，何必这样大哭呢？"你听了这些可能会感到激惹和悲伤，你可能进入戒备状态。你开始想让你的朋友相信你的感情是真实的。例如，你会指责朋友或者更强烈地表达你的悲伤。每当看到你的朋友时，你可能都会抑制自己的情绪。BPD患者总是在控制情感和情感爆发之间波动，这可能是重复无效环境的一种结果。

正如我们已经提到的，情绪难以控制是BPD最重要的特征之一。无效环境无法教会人们如何控制情绪（Linehan 1993a）。事实上，当人们得知他们的情感表达是不恰当和无效的时候，他们只会不惜一切代价地逃避情绪，结果可能使情绪变得更加可怕。如果你在这样的环境中，当感到悲伤时可能会自我惩罚。一些BPD患者会陷入这种恶性循环。他们表达强烈的情绪或者做出他们伴侣不喜欢的某些事情，但又会为此行为感到羞愧不安，然后惩罚自己，有时是为了避免亲近的人来惩罚他（她）。

依恋问题

另一个环境因素是关于依恋的问题，或者说我们与其他人的情感建立密切关系。许多精神卫生专家认为，对他人的健康依恋，有利于心理健康和愉快的人际关系。有些人甚至认为拥有一个强烈的、安全稳定的依恋关系是发展各种技能的基础，并有助于我们应对生活和心理满足的需要。

研究者发明了一种识别人们属于哪种依恋关系的巧妙方法。他们把母亲和孩子带到一个房间，然后让母亲把孩子留给一个陌生人待一段时间，通过这种方法检查依恋关系。这被称作**陌生情境**（strange situation）范式（Ainsworth，Bell，Stayton 1971）。与母亲存在健康、稳固依恋关系（称**安全型依恋**）的婴儿，当单独或与妈妈一起暴露在环境中时，会积极地探索周围环境，当妈妈在身边时对陌生人也是友好的，但他们更喜欢妈妈而不是陌生人。当妈妈离开时他们会感到不高兴，当母亲回来时还会从妈妈那里寻找身体的安慰。安全依恋型婴儿的母亲往往是敏感的，她们对孩子的情感需求总是一贯地回应。

一些BPD患者或许没有那种安全型依恋关系所需的人际关

系（Silk，Wolf，Ben-Ami 2005）。一些研究发现 BPD 患者总是采用冷漠、虐待、控制欲强这些词语来描述他们的父母（Parker et al. 1999）。正如 Kenneth Silk 博士和他的同事所指出的，描述的这些类型与我们前面提到的无效环境所描述的很相似（Silk，Wolf，Ben-Ami 2005）。

　　一些人认为与父母之间的不良关系会产生**紊乱型依恋模式**。紊乱型依恋模式的婴儿对他们的妈妈表现出冲突反应，在逃避或抵抗和妈妈联系与寻找和妈妈的亲近之间交替出现。他们看起来茫然、迷惑而且忧虑不安。这种类型的依恋关系经常发生在受虐待的儿童中（Baer，Martinez 2006）。

　　这种紊乱型依恋听起来很像 BPD。其症状之一就是对亲密人的看法变化不定。例如，一会儿认为你是世界上最好的人，一会儿认为"这是我相处过最讨厌、最可怕的人"。你也许还对人际关系感到困惑，也许有不能协调的冲突情绪。这里最基本的一点是，如果你患有 BPD，与照料者不愉快的经历可能导致了你的一些问题。

BPD 的持续因素

　　除了弄清可能导致 BPD 的因素之外，了解哪类因素是影响 BPD 的持续原因也非常重要。目前还不完全清楚为什么 BPD 患者总被困扰。但是我们确信有些因素与 BPD 相关问题的持续存在有关。

混乱或不良的生活事件

　　持续因素之一可能是混乱或不良的生活事件。在我们的经验中，BPD 患者遭受过大量的不愉快的应激事件和麻烦。我们曾见到过某些人，在一周内经历过找多份工作、家庭成员丧失、严重的交通事故、被亲密的伴侣抛弃摔下楼梯、在大庭广众下蒙受羞辱等（Brown，Chapman 2007）。因此，Marsha Linehan 博士（1993）采用"**无休止的危机（unrelenting crisis）**"来描述 BPD 患者经历过大量的应激事件，也许你已经注意到这些经历。你也许感觉到生活中的危机从来没有间断过，一个接一个地不断发生，没有空闲时间让你恢复或准备应付下一场灾难。

哪种类型的应激会经常发生在 BPD 患者身上呢？与周围人发生冲突可能是最常见的应激源，它也是 BPD 患者自伤和自杀行为的导火线（Welch，Linehan 2002）。此外，一些研究发现被拒绝、做事失败和孤独也是 BPD 患者情绪烦恼的常见诱发因素（Stiglmayr et al. 2005）。

如果你经常处于混乱或应激生活事件状态下，你的问题当然会持续发展。如果你连续处于压力状态下，你很容易被激怒，情感上易受伤害，而且缺乏应对生活所需的资源。结果，你也许会采取某些消极行为，如自伤、使用药物、企图自杀等来应对压力。

其实，当人们遭到痛苦时，最容易发生冲动行为，可能做出具有伤害性的事件（Tice，Bratslavsky，Baumeister 2001）。在你悲痛的时候，你很可能利用身边的资源摆脱痛苦，但几乎没有什么可利用的资源能阻止你做出冲动性事件（Muraven，Tice，Baumeister 1998）。试想当你举起重物时，你的感觉如何。在一个人举起重物时，如果他人不断增加新砝码或自己反复举重，当力气耗尽时，他就会丢下重物。同样，如果你总是不断地遭受应激性生活事件，你可能发现你的应对资源已经枯竭殆尽，只好转向自杀企图、自伤或使用药物。

强化：不幸的是问题行为有时会起一定作用

BPD 持续的另外一个因素是 BPD 伴随的许多行为在短期内起作用。切记行为失调是 BPD 的其中一个特征，包括冲动行为，如暴饮暴食、危险性行为、使用药物、饮酒、鲁莽驾驶、自杀企图、自伤等。问题是这些行为使人们感觉良好，至少在短时间内如此。这可能就是这些冲动行为持续的原因。如果某一件事情有效，他很可能会连续去做。

这种现象让我们想到强化的理论。强化是心理学家用于描述可能增强你在相似环境下做出相同事件的行为。例如，当你的伙伴批评你之后，你感到非常羞愧，采用割伤自己的方法在短时间内缓解你的情绪，此后当你的伙伴再次批评你时，你很可能还会割伤自己，通过强化你的割伤行为来缓解自己的羞愧。

　　许多 BPD 的伴随症状都是如此产生的。例如，饮酒、滥用药物、暴饮暴食可能使你在短期内减轻痛苦。当你的行为能够减缓某些不愉快的情绪时，是负强化在发挥着作用。这就意味着这些行为有助于你摆脱某些负性感受如情绪烦恼。使用各种药物、自伤、冒险行为同样也会给你一种欣快、放松、愉悦的心境和激动的情绪。在这种情况下，你的行为所产生的快乐，就是正强化起了作用。这也就是说，持续这些行为是因为你从中得到了某些好的感受。正强化和负强化都可能在维持 BPD 症状方面起到了部分作用。有趣的是，如果停止了这些行为，这种强化就会停止，你可能开始寻找新的方式来增加生活中的快乐和活力。

BPD 的恶性循环

　　正如你所想象的那样，这种强化行为可能让你陷入一种恶性循环。首先，你经历了一个应激事件（如某人拒绝了你），你会感觉情绪烦恼（羞愧、悲伤、愤怒）。如果你患 BPD，你很可能无法找到使自己感觉更好一点的方式。所以你采取某些行为，如自伤、使用各种药物或饮酒。当这些行为发生之后你感觉好多了，但采取这些行为，①对解决问题没有任何帮助，②导致了以后更多的压力和更多的问题。那么，下次遭受压力时你会怎么办？很可能采取上次解决问题的行为，因为上次的行为让你感到舒服一些。图 3.1 所示的就是这种恶性循环的发生。

小　结

　　总之，许多不同的因素都以复杂的方式共同导致和维持了 BPD 症状。研究者已经开始破解 BPD 的谜团。目前我们了解一些最重要的环境和生物学因素。下面总结的是本章中需牢记的要点。

- BPD 的相关生物学因素包括遗传、基因、大脑区域（杏仁核、海马、前额叶皮质）的容积和功能，以及神经递质（如

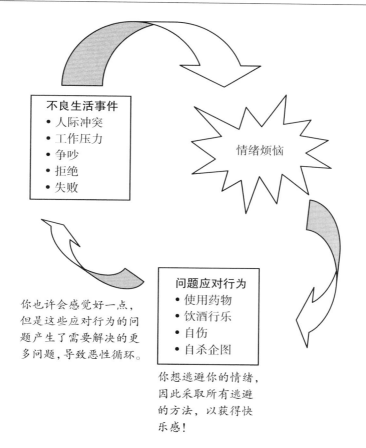

图 3.1 维持 BPD 的恶性循环

多巴胺和 5- 羟色胺)。

- BPD 的人格特质包括情绪的脆弱性、神经质和冲动性。
- BPD 的相关环境因素包括童年期创伤、无效环境和依恋问题。
- 维持 BPD 的许多因素包括不良生活事件和行为失调的强化等。

第4章 我会终身患边缘型人格障碍吗
——BPD 的病程

　　艾米因为企图自杀而住院，精神科医生诊断她患有 BPD。起初，她感到有些释然，终于找到词汇来描绘她所经历过的所有痛苦和问题了。她感到不那么孤独了，知道还有其他人也有类似的问题。然而在家过了两周后，她又开始担心起来。BPD 这种疾病到底意味着什么？这是她将要长期面对的问题吗？能治愈吗？她开始寻找她所期待问题的答案。

　　当你正为患有精神障碍而烦恼的时候，了解疾病的进展过程是很重要的。被诊断为一种精神障碍可能是一件可怕的事情。首先，就像我们以前讨论过的，人们对精神障碍患者存在偏见。另外，我们也缺乏关于 BPD 的病程信息。让人们感到最害怕的问题之一就是它的不可预测性，不知道 BPD 将会持续多长时间，是否能够痊愈。这会使人非常担忧。如果你曾被诊断为癌症或心脏病，你一定想知道这种疾病会持续多长时间，会发展到什么程度，哪些症状会最先消失，哪些症状或问题会持续多久。

　　获得所期待的关于疾病进展和疾病转归（或无变化）的信息，有可能消除对该病的不确定感和不可预测性，从而减少人们的恐惧心理，增强战胜疾病的信心。另外，了解所期待的信息可以帮助你提前计划所需要做的事情，为以后更好地应对事件做准备。基于这些理由，尽可能地获得 BPD 病程进展信息是很重要的，包括可预期改变的症状与可能仍然持续存在的症状。

　　就在不久以前，人们还认为 BPD 是终身性疾病。实际上，这就是 BPD 被称为"人格障碍"的原因之一。如果认为 BPD 是某些人的人格的一部分，那么它将会持续终身。在某种程度上，人们认为，如果一个人的人格在一生之中稳定不变，那么人格障碍也应该如此。然而，我们现在知道人格障碍是不稳定的。因此，我们认为 BPD 之类的疾病最终会发生变化（甚至消失）。人格障碍可以恢复的这一理念是相对比较新颖的，而且与许多常见的传统观点是不一样的。这就是你要阅读本章节以及获得关于 BPD 康复过程准确信息的重要性。

　　值得注意的是，BPD 症状随着时间的推移其稳定性会发生变化，一些症状会持续很长时间，而另一些症状则在某个时间好转或恶化，甚至在某个时点消失。因此，你可以预期一些症状会相对较快地发生变化，而另一些症状则可能一点也没有变化。了解哪些症状可能会变化，哪些症状不会变化，这将有助于预测你的康复过程。

BPD 的病程：康复需要多长时间

　　虽然精神卫生专家一度认为 BPD 是一种终身疾病，康复的概率很小，但这只是基于疾病假说和道听途说的看法（如一些治疗师观察到他们的 BPD 患者没有好转的迹象），缺乏科学研究的依据。事实上，直到目前为止，还没有任何科学研究告诉我们 BPD 会持续多长时间。但是，最近 20 多年来，研究者已经开始关注这种疾病随时间的推移是如何演变的，并通过随访很多该类患者来观察他们的恢复方式和恢复时间。两项长期研究的结果给我们带来了希望。简而言之，这些研究已经显示，关于 BPD 的稳定性和不可治愈的看法是完全错误的。

　　具体来说，现在有许多证据表明曾经住院治疗的大多数 BPD 患者在 6 年以后不再符合 BPD 的诊断标准（也就是说他们的体验缓解了）。Mary Zanarini 等（2003）的研究发现，35% 因精神问题住院的 BPD 患者仅 2 年后就不再符合 BPD 的诊断标准了；此外，49% 的住院患者 4 年后不再符合 BPD 的诊断标准，6 年后有 69%

的 BPD 患者不符合 BPD 的诊断标准。事实上，本研究用 6 年时间来观察最初被诊断为 BPD 的患者，有 74% 最初诊断 BPD 的患者不再符合 BPD 的诊断标准。重要的是，94% 的患者达不到 BPD 的诊断标准，以后在其他研究期间也没有达到过 BPD 的诊断标准。换句话说，BPD 恢复后就没有再复发。对许多人来说，他（她）永远告别了 BPD。另一个需要注意的是，这项试验不是一项治疗试验，不是评价某种特殊治疗方法对 BPD 的益处。虽然在研究过程中大多数患者一直都在接受某些心理治疗，但他们接受的心理治疗种类不同，而且在 6 年时间内不是每一个人都连续接受心理治疗。甚至某些人根本没有经过治疗。值得注意的是，即使没有经过针对 BPD 的最先进技术的治疗（在第 8 ～ 9 章讲述的心理治疗方法），随着时间推移许多 BPD 患者也会有所好转。

另一项研究也同样注意到了 BPD 的发展过程，并将 BPD 的发展过程与其他 3 种人格障碍以及重性抑郁的发展过程进行了对照研究（Gunderson et al. 2000；Skodol et al. 2005）。截止到文章发表时，试验已经进行了 7 年，研究结论与 Zanarini 等在 2003 年的研究结果相似。具体地说，试验中超过半数的 BPD 患者在研究前 2 年就不再符合 BPD 的诊断标准了。如果你觉得这还不够鼓舞人心，再看另一个研究结果——这个报告称 25% 以上的 BPD 患者已 1 年多没有出现任何症状了，几乎已经完全恢复了（Grilo 2004）。研究发现 10% 的 BPD 患者在研究开始的最初 6 个月已不符合 BPD 的诊断标准（Skodol 2005）。与以往认为 BPD 像胶水或文身一样不能被去除的观点比较，BPD 的可治性比我们想象的要好得多。

事实上，与其他疾病相比，BPD 可能是更有治疗希望的疾病。像抑郁症和双相障碍的患者一生中会反复发作。相比之下，BPD 的恢复意味着疾病不再复发了。

所以这是一个好消息。当然，6 年康复率并不是 100%；因此，了解减缓或妨碍 BPD 恢复的因素是非常重要的。例如，如果你同时患有另一种精神疾病，BPD 恢复就比较困难，况且 BPD 经常伴有其他精神疾病（将在下一章讨论）。这就是 BPD 要考虑到的"细则"："当你患上 BPD 时，要当心你可能还会存在 BPD 以外的许多其他问题。"现在，让我们把注意力转向影响 BPD 康复的问题。

影响 BPD 康复的因素

艾米不知道自己是从什么时候开始有病的。她一直询问："我还要忍受痛苦多长时间？"好像 BPD 还没有那么严重时，她已患有抑郁症，并且每天晚上喝大量的酒。在她过度饮酒或抑郁症加重时，她想知道如何才能获得足够的力量和动力，在治疗中需要做些什么，该去做哪些事情。她希望不要让她同时面对这么多的问题。

基本上，这一部分的内容可归结为以下几个方面：你存在的问题越多，就越难确认其中的每个问题。人们发现在患有 BPD 的基础上，合并另一种心理障碍后会使 BPD 恢复缓慢，治疗更具有挑战性。此外，某些障碍会使 BPD 很难康复。

物质使用障碍

影响 BPD 恢复的疾病之一是物质使用障碍。物质使用障碍有两种类型：物质滥用和物质依赖。**物质滥用**是由于酒精和药物使用给你的生活造成问题；**物质依赖**是指某人总是沉迷于药物或酒精的使用中，竭力去获取某类药物或酒精，或对药物或酒精具有较高的耐受性（换句话说，你可能服用大量酒精或药物而没有中毒）等其他问题。我们前面讨论过住院 BPD 患者的研究。研究者发现，不伴有物质使用障碍的 BPD 患者在某个时点不再符合 BPD 诊断的可能性为共病者的 4 倍（Zanarini，Frankenburg et al.，"轴 I 共病"，2004）。

这就告诉我们伴有物质使用障碍会明显地影响 BPD 的缓解。虽然我们不知道具体原因，但物质使用障碍普遍加剧了人们的多种问题并产生许多负性后果。此外，物质滥用造成的负性后果与困扰 BPD 患者的某些问题非常相似。例如，物质滥用会导致危险或鲁莽的行为，使人们更加情绪化，导致人际关系问题。这与 BPD 很相似。可笑的是，许多 BPD 患者使用物质来逃避困扰他们的问题，从情感痛苦中获得暂时的安慰。但从长远的影响来看，物质滥用会让这些问题不断恶化。

创伤后应激障碍

经常与 BPD 共病并且影响恢复的是 PTSD（Zanarini，Frankenburg et al.，"轴Ⅰ共病"，2004）。在第 3 章中我们提到，PTSD 是发生在创伤经历之后的一种精神障碍。两者经常共病的原因是由于许多 BPD 患者都曾在生活中经历过许多创伤事件，包括童年期虐待。所以，相同的一些事件可能使一些人易患 BPD，也可使某些人更容易患 PTSD。

BPD 共病 PTSD 的患者难以恢复的确切原因还不十分清楚，但已有两个可能的解释。第一，如果你共患 BPD 和 PTSD，你成长过程中经历的压力可能是严重的。正如我们前面提到的，许多应激性的经历都可能导致 BPD。创伤经历包括家庭关系不良和（或）被家庭忽视，以及严重的躯体或性虐待。如果你经历了一次创伤事件，你可能只会患 PTSD，而 BPD 和 PTSD 共病可能是在巨大的压力环境中成长的。事实上，合并两种疾病标志着你的生存特别艰难，而且许多创伤经历可以解释 BPD 为何难以恢复。

PTSD 造成 BPD 难以恢复的另一个原因是 PTSD 的相关问题与 BPD 的问题非常相似，在类似的问题上承受"翻倍"的压力使问题处理起来更加困难。如果某人曾闯入你的家里，用铁锤砸你的新咖啡桌，你肯定非常痛心，但你把桌子重新修好后就可以继续喝咖啡。如果砸桌子事件反复发生，桌子就变得非常难修。同样，由于 PTSD 的问题与 BPD 的问题很相似，每种疾病都会使另一种疾病的表现变得更加复杂化。

正如我们前面提到的，许多人认为情感失调是 BPD 的核心问题之一。然而，情感失调也是 PTSD 的一部分。如果你患有这两种疾病，你可能存在双倍的情感失调问题，无论哪种疾病都难以恢复。同样也可能发生逃避的表现。PTSD 患者往往采取逃避方式以减少创伤经历的情景和想法。我们前面也提过，BPD 患者也倾向于采用逃避的方式来处理情感上的痛苦。因为逃避会使你躲过面对的问题，这种双倍的逃避会大大增加 BPD 的恢复难度。我们后面将详细讨论，其实 BPD 的恢复需要积极地面对去解决问题，任何形式的逃避都会影响康复进程。

心境障碍与焦虑障碍

心境障碍和焦虑障碍尤其是抑郁症和惊恐障碍也会影响 BPD 的恢复过程（Zanarini，Frankenburg et al. 2004）。患有上述任何一种障碍，都意味着比单纯的 BPD 情感更加脆弱而且难以管理。这就解释了为什么共病恢复过程比较缓慢。如同 PTSD 一样，惊恐障碍和抑郁症患者也会做很多事情来逃避他们的情感痛苦。例如，惊恐障碍患者往往回避可能会诱发惊恐发作的地方。虽然我们所有的人偶尔都会避免焦虑和其他情绪问题，如果逃避或试图不去感受它们将会使症状更加严重。如果你有这种问题，也许已经注意到，你越想逃避焦虑或回避诱发焦虑的事件，你可能越会害怕即将到来的生活。

在另外一个关于心境障碍和焦虑障碍回避为何会加重抑郁焦虑情绪的例子中，抑郁症患者总是和他人隔绝，逃避任何活动。其实，为了应对抑郁情绪，你必须要做完全相反的事情——你需要参加更多的活动（Jacobson et al. 1996）。所以，抑郁和焦虑障碍（如惊恐障碍）会使 BPD 的恢复更加困难，因为这些疾病所带来的逃避问题会点燃情感上的痛苦，并且影响可能有助于你恢复的事情。

其他人格障碍

其他类型的人格障碍也会阻碍 BPD 的恢复，特别是 BPD 患者同时患有焦虑 - 恐惧型人格障碍时，他们可能在 6 年后依然不见好转，同样可达到 BPD 的诊断标准（Zanarini，Frankenburg et al. 2004）。根据 DSM- Ⅳ -TR，有 3 种人格障碍被认为是焦虑 - 恐惧型人格障碍。

- **回避型人格障碍**　主要表现为在社交环境中特别害羞，感到自己有缺陷，害怕别人反对或拒绝自己。对他人的负面评价特别敏感。

- **依赖型人格障碍** 主要表现为强烈需要他人的关心，害怕被抛弃和与他人分手（导致"黏着行为"或在人际关系中百依百顺）。
- **强迫型人格障碍** 主要表现为循规蹈矩，做事完美主义，强烈地想控制自我以至于做事的灵活性和效率降低。

一些人认为，这些人格障碍基本上都具有拘束气质。具有拘束气质的人在新的环境中偏于谨慎和焦虑，他们总是很害羞而且不是很开朗。这种拘束气质是如何影响 BPD 恢复的？ BPD 的恢复需要付出很大的努力。它需要有许多动力，并且需要冒险。如果你愿意寻求帮助，自己主动走出去，那么 BPD 的恢复是比较容易的。对于那些天生害羞和焦虑的人，鼓起勇气并打起精神让自己进入恢复过程是很困难的。为此，天生活泼开朗的人在 BPD 的恢复过程中有一定优势。

如果你是比较害羞的人，这意味着什么？这并不是意味着你的 BPD 不能康复。但它意味着对你来说恢复过程可能比较困难，你需要比别人付出更多的努力。其实，如果你知道自己天生害羞，就要把从这里学到的知识当作动力使自己更加活泼起来，并且主动寻求你需要的支持。

BPD 症状的不同类型变化

我们前面提到的 BPD 症状分为 5 种主要类型：情绪、人际关系、认知、自我认同和行为。大多数 BPD 患者在这几个方面都存在问题，他们不仅情感、思维和人际关系上有问题，而且还经常出现危险行为。在这些症状中某些被认为是人格的组成部分。例如，你过去可能一直很情绪化，那说明你可能一直是一个情绪化的人。这本身绝对没有什么错误。但当你做出某些事情来应对你的情绪时（如使用药物或自伤），问题就出来了。

你可能认为情绪化是你的一种人格特质——是你自己的关键

部分。如果你有一个情绪化的人格或性格，我们不期望这有多大的改变，而是期望在你苦恼或处于危机的时候，改变过去你所做的事情，如企图自杀、使用药物或自伤等。这些行为并不是你的人格特质，这只不过是你解决问题时可能要做的事情。

那么，这与 BPD 有什么关系呢？ BPD 的哪些症状改变更快，取决于这些症状是患者人格特征的一部分，还是他应对烦恼问题的方式。

哪些症状可能是改善最快的症状？正如我们前面研究发现的，BPD 的行为症状（如危险行为）比其他症状改善快。在前面讨论过 Zanarini 博士及其同事的研究（2003）。在研究开始时，有 80% 的人有自杀和自伤行为，6 年之后只有 25% 的人存在这些行为。这种危险行为的显著性下降是一个较好的预示，我们知道这些行为是多么危险。同样，在第 6 年的时候，物质滥用的人数比例从 50% 下降到了 25%。这些数据告诉我们，如果你患有 BPD，通过治疗，你可以预期哪些行为症状将改善得快且恢复的也多（与其他 BPD 症状相比）。

另一方面，如果你被诊断为 BPD，最好不要期望情绪症状改善很多。大多数的 BPD 患者在 6 年之后仍然存在情绪症状，尽管其中多数人不再符合 BPD 的诊断标准（Zanarini et al. 2003）。正如我们前面解释过的，这些情绪症状包括强烈的忧郁、无望、内疚、愤怒、孤独和空虚感。患者情绪症状的持续存在反映出 BPD 患者本身非常情绪化的特点，并且能够感受到强烈的情感体验。虽然这些情感是痛苦的，但它们对你的生活没有什么影响，不会造成其他问题，它们不是心理问题的标志，它仅仅反映某些人的性格问题。

那么，这些能告诉我们什么？首先，它告诉我们不要期望会改变某些情绪症状，或在情绪症状没有改变时，也不要认为你的治疗是失败的。这些情绪会一直伴随你的生活，但它们不会使你远离你想要的生活。所以，这并不意味着你会一直如此糟糕，或感到情绪波动。其实，我们认为在控制冲动行为、处理人际关系、获得自己想要的生活等方面，你学习得越多，总体的感觉就会越好。

在这里我们所说的观点具有双重性。一方面，每个人都有负性情绪。作为一个活生生的人，有时感到悲伤、焦虑、愤怒、孤独等是不可避免的。人都有七情六欲，并且许多情绪都是消极的。我们仅仅想表述一个事实，即使是使用最好的和最成功的治疗手段，人们也还是会有消极情绪，因为情绪变化是生命的一部分。

另一方面，某些人天生就比别人情感丰富，他们的情感敏锐而强烈，其实这正是他们人格的一部分。因为是人格的一部分，所以就不可能全部改变。如果你是一个比别人情绪强烈的人，你的情感将会一直比其他人强烈。这并不是什么坏事，也不会对你的人生有任何不利的影响。

这个研究告诉我们一个道理：治疗重点是改变你处理情绪和解决生活问题的方式，而不是耗尽精力去回避对某些事物的感受或努力回避你的情感。所以摆脱你的情感是不可能的，也是徒劳无益的。我们认为掌控你自己的行为，学习应对危机的新方法会让你感受更好，更有助于得到你想要的生活。所以，把你的能量集中在如何应对情感问题和生活问题的方法上，比你试图改变自己的性格会获得更好的结果。

思维和人际关系问题的恢复概率介于行为和情绪症状之间（Zanarini，et al. 2003）。某些症状变化非常快，有些类似于 BPD 的情绪症状持续时间较长，这可能是人格的一部分。在认知症状中，严重的偏执想法在 6 年中改变最大，但是另一些想法（对自己和世界的消极信念，例如"我是一个糟糕的人""没有人喜欢我"）和分离症状仍然会持续存在。

在人际交往过程中，改变最快的是我们上文中提到的类似于行为问题的症状，即人际关系中的冲动行为。这些症状包括与治疗师沟通困难、不稳定的人际关系、倾向于苛求他人。这些症状会影响患者的生活，但这类症状改善得很快。另一方面，伴有情绪因素的其他人际交往问题，如害怕被抛弃，无法忍受孤独，将会持续很长时间。

以下是最有可能好转的症状：

- 冲动、危险行为，包括自伤和自杀企图
- 严重的偏执想法

■ 不稳定的人际关系和倾向于苛求他人

以下是最难恢复的症状：
■ 某些情绪症状，如抑郁、焦虑、愤怒、悲伤、内疚和空虚感
■ 分离发作与对自己、世界的消极信念
■ 害怕被抛弃和不能忍受的孤独

　　总的来说，BPD 的症状不是同步恢复的。某些症状恢复很快，治疗也很容易取得进展。而另一些症状被认为是人格特质，这些症状持续时间会很长，也许会伴随一生。可喜的是，人生中严重而具有破坏性的症状，如自伤和自杀行为、破坏性的人际关系、强烈的偏执想法，通过治疗恢复得最快，改善得最多。

BPD 不同症状之间的关系

　　虽然上文中我们已经谈到 BPD 的不同症状表现和它们恢复的不同时间（有些恢复很快，另一些则难以恢复），但我们仍要强调最后一个问题，即 BPD 的所有症状都是互相影响的。想想看，如果人们学会以正确的方式处理问题而不是采取自伤方式，他们的人际关系就会变得好一些。反之，许多 BPD 患者的冲动行为是伤害性的也会影响人际关系。我们可以这样理解，如果你关心某一个人，你不愿意看到他（她）做出自杀、自伤行为，如果他（她）总是这样做，你会对此感到苦恼，甚至对他（她）吼叫或者回避和他（她）在一起。另一方面，如果你学会控制你的冲动行为，以其他应对方式处理问题，你的人际关系会越来越稳定。所以，某一方面的进步会引起其他方面的改善。这对 BPD 患者的人际关系障碍特别适用。某些学者认为人际关系质量对 BPD 的症状和发展过程都有很大影响（Gunderson 1984）。也就是说，如果 BPD 患者具有稳定的、支持性的人际关系，他们恢复得就快一些。研究发现，BPD 患者在结束一段痛苦的人际关系，或发展了更多支持性的人际关系之后，在短时间内可见惊人的进步（Gunderson et al. 2003）。

　　当人们具有良好的社会支持系统或可信赖的人时，就会向更好的方向发展，这并不奇怪。然而，这一点我们必须重点强调，因为一些 BPD 患者总是试图终止人际关系。如果你的人际关系是麻烦的、不稳定的，你也会考虑放弃所有的人际关系。虽然这种做法会避免人际混乱（可能减少人际关系所带来的情感痛苦），但是这并不意味着是解决问题的最好方法。因为人类是社会性生物，需要社会支持和人际交往，努力发展一些健康的人际关系，而不是回避所有的人际交往，这样做对症状的恢复过程是非常有益的。

小　结

　　我们一度认为 BPD 是更有希望的一种疾病。许多 BPD 患者在仅仅几年内就恢复了，并且症状不再反复。当然，不是每个人的恢复概率都相同，关键是要了解哪些事件阻碍了康复过程。其中之一是 BPD 之外还患有其他精神障碍。问题越多，处理就越困难，与其他精神疾病共病会使 BPD 恢复更加缓慢。特别是患有物质使用障碍、PTSD、惊恐障碍、抑郁症或焦虑 - 恐惧人格障碍等，会使得 BPD 恢复过程更加困难。

　　需要记住的另一点是，BPD 的症状恢复是不同步的。如果你患有 BPD，你可以预期哪些症状恢复得较快，哪些症状会持续时间较长，甚至会持续一生。其中的原因是 BPD 的某些症状（如强烈的情感，对身边事物的敏感性）可能是你人格的一部分。由于这些症状是人格的一部分，我们不会期望它们会改变多少。相比之下，你在承受痛苦或遭遇某种危机时的一些行为（如企图自杀、冲动用药或自伤），这些行为是你自己做的，不属于你的性格部分，因此，这些行为更有可能会发生改变。这是一个好消息，它意味着 BPD 症状中伤害自我和喜爱的人的行为，如自伤行为、自杀行为、破坏性的人际关系症状会在治疗中更容易得到缓解。

第5章　边缘型人格障碍的共病问题

汤姆感到对生活没有掌控感。他从记事开始，就为自己的不良情绪所困扰。即使很小的事情也会激起他的强烈反应，使他变得恐慌、愤怒、严重抑郁。只有当兴奋的时候，他才感觉好一点。一开始，抽大烟似乎是解决问题的最好方法。这会使他平静下来，感到放松，在人群当中不那么焦虑。最近他又开始感觉控制感下降。即使他不再想抽大烟，也难以抵制其诱惑。他告诉自己今天晚上不去抽了，结果不知道怎么回事，又去抽上了！经历前一个晚上的失败后，他不知道该怎么办了，自己为什么会这么不小心？在他吸完毒开车前为什么不去想想？直到那时，他才认识到所谓解决问题的最好方法，却带来更大的问题，现在他真的控制不住自己了。

我们前面讨论过 BPD 的症状是令人非常痛苦的。患 BPD 的人经常感觉自己处于失控状态。他们认为情绪就是自己的敌人，只会给他们的生活带来痛苦。拥有这种糟糕的情绪、思维、行为和人际关系就足以让他们的生活一团糟。不幸的是，许多 BPD 患者不仅要与 BPD 抗争，还要应对其他精神障碍。在本章中我们将讨论常常与 BPD 伴发的其他精神障碍及其共病的原因。

常与 BPD 共病的精神障碍

我们在第4章提到过，BPD 会伴发很多问题。BPD 患者至少共病一种精神障碍，一些人甚至伴有多种精神障碍。如果你患有BPD，可能会注意到，除 BPD 之外，你也许还有抑郁或焦虑问题，或者酒精或药物使用问题。正如我们前面提到的应付多种精神障碍的不同症状具有很大的挑战性，并且会影响 BPD 的恢复进程。因此，了解常见的 BPD 共病是十分重要的。

物质使用

物质滥用和物质依赖在 BPD 患者中很常见。研究发现 2/3 的 BPD 患者有物质使用问题（Lieb，Zanarini et al. 2004），近 1/5 的物质滥用者患有 BPD（Trull et al. 2000）。为什么 BPD 和物质滥用总是同时出现呢？

逃避情感痛苦

逃避的目的也许在于希望消除情感伤痛，这是非常容易理解的。简单来说，某些物质能够帮助个体避免情感痛苦。正如我们前面讨论过的，逃避或摆脱令人痛苦的情绪是很正常的。绝大多数人都不会对自己说："我希望今天充满不安！"或"我渴望令人心痛的一周！"当我们心烦的时候，我们总是希望尽快摆脱痛苦的感受。

摆脱情感痛苦的方法之一就是逃避令人痛苦的任何事情。例如，当人们悲伤时，他们也许会给朋友打电话而远离悲伤的情绪。当人们焦虑不安时，他们也许会数数或深呼吸以淡化焦虑。当人们愤怒时，也许他们会离开让他愤怒的环境。所有这些例子都有一个共同点：当人们经历悲伤或不愉快的情绪时，人们常常想远离这些影响情绪的情景或引发这些情绪的不良环境。

避免情感痛苦带来的问题

虽然逃避情感痛苦的需求是正常的，但仍有许多伴随而来的问题。其中之一便是逃避并不会对解决这些导致不良情绪的问题有任何帮助。

你是否曾经对某些事情感到心烦，然后竭力逃避这种感受？比如说你的工作表现不好，老板告诉你要早点儿上班并且增加工作效率。当你听到这些建议的时候，你感到痛苦，也许还有难过、焦虑，甚至为你的工作表现感到有些惭愧。如果每天清晨工作之前你都通过药物或喝酒来摆脱这些情绪，当时你可能感觉不错，但是未来呢？但愿你不会失业！如果你在关注自己感受的同时又想着如何把工作做好，也许下一次会得到好的评价。如果你得到了表扬，下次也许就不会感到心烦。逃避情感问题的方法（尤其是通过药物）会阻碍你去正视和解决问题。只要问题存在，你就会心烦，如果你陷入逃避或躲避问题的怪圈，而不是面对问题或解决问题，你的问题就会越积越多。

逃避情感痛苦的另一个问题与 BPD 的情绪化特点有关。正如我们前面提到的，做一个情绪化的人本身没有错误。如果你是一个情绪化的人，也许你的生活比缺少情绪化的人更加丰富多彩。从另一个层面看，别人处理情绪或思维问题的一些主要方式可能就不适合你了。也就是说，由于你拥有非常强烈的情感反应，可能需要具有同样强大的控制能力来帮助你控制这种情绪。其结果呢，因为你没有这样强大的自控能力，你可能在处理你的痛苦情绪问题上常常感到束手无策。这可能就是 BPD 患者求助于物质滥用的一个原因。

试想一下，某些物质如酒精、大麻、处方药、海洛因会让人进入一种令人奇妙的精神状态，即一种你感受不到的真实自我状态。你也许会感觉更有信心、更快乐、更平静甚至有麻木感。此时，BPD 患者会越来越频繁地使用这些物质，从无法忍受的紧张情绪中获得暂时性的放松。但是，此时的这种感觉只是"暂时的"。

使用酒精或药物逃避情感痛苦带来的问题

使用药物来逃避情感痛苦的主要问题是这种作用是短暂的，之后你会感觉更加糟糕。也就是说，让人放松的物质随后会让你感觉更加恶劣。那么，你感觉更糟糕后会如何做呢？当然是使用更大量的药物或酒精麻痹自己。这就是问题所在。

另一个问题是使用的药物或酒精越多，耐受性会逐渐增加，最终你需要更大量的物质来达到同样的效果。当你刚满 18 岁时开始饮酒时，两杯啤酒就会让你醉倒，但在饮酒数年后，你可能需要 6 瓶啤酒才获得同样的感受。

此外，如果你使用某种物质的时间过长，也许就会出现戒断症状，这是体内缺乏该物质的戒断反应，多表现为对物质的心理渴求和不舒适的躯体症状（如烦躁、焦虑、出汗、恶心等）。一旦戒断症状发生，人们就需要使用药物或酒精来消除它们。此时，这种物质就开始控制人们的生活，导致人际关系损害、工作能力下降、心身健康受到威胁。

尽管有这么多不良结果，为什么有些人依然使用这些物质，即使不是滥用？因为这些物质可以起到短暂的安慰作用，使那些经历情感痛苦的人们心甘情愿地冒险接受长期使用这些物质的不良后果。经历巨大的情感痛苦并没有很好的办法缓解它，这让人们对任何方法都充满渴望，即使是短暂的缓解，甚至面对更糟糕的后果。当你痛苦时，即便是短暂的快速缓解，对你也是一个巨大的诱惑。

好消息

虽然 BPD 和物质滥用常常共同发生，但好消息是，许多最新的 BPD 治疗方法对物质滥用也同样有效。例如，辩证行为疗法（DBT；Linehan 1993a）被用于治疗 BPD 与物质滥用的共病患者，并被证明其具有良好的疗效（Linehan et al. 1999）。简而言之，辩证行为疗法假设物质使用是 BPD 患者解决痛苦的一种方法，那么辩证行为疗法可以指导人们学习其他方法应对和忍耐不适的躯体戒断症状。它的基本理论是，当你学会有效地应对情绪痛苦的方法后，你采用极端和不健康的处理方法可能会不断减少，如物质滥用。

进食障碍

进食障碍在 BPD 患者中也很常见。研究发现 50% 的 BPD 患者伴有进食障碍（Lieb，Zanarini et al. 2004）。一般分为：**神经性厌食症**（anorexia nervosa），严格控制饮食在一定程度上导致体重显著下降；**神经性贪食症**（bulimia nervosa），反复出现的暴饮暴食后通过呕吐、过度运动、滥用泻药排出食物。同物质滥用一样，BPD 患者伴有进食障碍也是有原因的。

逃避和回避情感痛苦

第一个原因与前面讲到的物质滥用原因相似，神经性贪食症患者也如同物质滥用一样，暴食和呕吐是解除情感痛苦和减轻负性情绪的一种方式。试想，进食是人类安慰自我的最常见方式。即使没有进食障碍的人，也经常在有压力或痛苦的情况下通过食物来提供安慰。你或你身边的人有多少次在悲伤、失落和孤单时求助于食物！事实上，许多临床研究者指出，不愉快时暴饮暴食行为可以解释美国为什么高发肥胖症（Dallman et al. 2003）。

事实上，与物质滥用一样，通过食物放松情绪的愿望有其生物学基础。某些食物如面包、蛋糕、薯片、饼干和糖果（这些食物是人们喜欢的食品）可以改善你的情绪，以获得短暂的放松、愉悦和平静。摄取这些高糖和高脂肪的食物最终会作用于大脑的"愉悦中枢"，导致多巴胺释放，这与某些物质的作用相似。所以，BPD 患者经常从食物中寻求解脱痛苦并不令人感到惊讶。

同样，依赖暴食来逃避情感痛苦也会带来许多问题。虽然进食可以摆脱情感痛苦获得短暂的放松，但长时间也会导致成瘾。也就是说，人们频繁地通过食物来逃避自己的情感，为了获得同样的慰藉摄取的食量就越来越大，最后导致更严重的暴饮暴食，不能自控。如果你患有神经性贪食症，进食越多，吐出食物的渴望就越强烈（通过呕吐、使用泻药、过度锻炼）。经常呕吐是危险的，会引起严重的健康问题。重要的是呕吐并不能解决现实问题。一些研究发现，在暴食后的呕吐只能排出 1/3 的热量（Kaye et al. 1993）。

所以，通过暴食来解决情感问题，然后吐出食物避免体重增加，这种恶性循环会影响生命。不久前发现，有些人花费大量时间在进食与呕吐之间反复波动，这就增加了贪食症患者的成瘾性，呕吐提供短暂的放松，让人们远离情感伤痛，这是由于人们在一次呕吐行为暴发后感到放松和平静。这种慰藉的力量是强大的，会使人们在以后的生活中采用更多的暴食和呕吐行为，尽管会损害人际关系、身心健康和生活质量。

对体型不满意

进食障碍在 BPD 患者中发生的第二个常见原因是对身材不满意。进食障碍不单是追求完美的体型或渴望瘦下来，大多数进食障碍患者也都不喜欢他们的身材和外表形象。因为许多 BPD 患者有着不愉快的童年经历，遭受情感虐待并不少见。并且情感虐待的一种表现形式就是对外表或身材的指责。如果你生长在一个缺乏良好教育的家庭，长大以后你也许会讨厌自己的一切。在追求完美体型的社会最容易让人烦恼的是我们的身体。我们的周围得到的信息都是身材越瘦越好。如果你从小就讨厌自我和你的体型，你会更容易接受身材变瘦才是最理想的观念。

进食障碍伴随的行为如清除和限制食物摄入的目的是企图改变她或他的体型和体重，主要是因为她或他对体型不满意。此外，因为暴食和清除行为可能对身体造成严重损害（健康问题和身体伤害），它们可能成为一种表达方式和自我厌恶的行为。因此，对体型不满意可能是 BPD 患者进食障碍中的另一种常见原因。

控制感

缺乏控制通常是让人们最痛苦的一件事情。如果你患有 BPD，你可能感觉生活、情感、人际关系和行为都无法控制。因此，你很渴望找到某种方式至少控制你生活中的一小部分。神经性厌食在 BPD 患者中比较常见，因为厌食可提供给他们更需要的控制感（因为进食时能够由自己决定何时进食以及进食量）。虽然这种控制感实际上是一种错觉，因为进食障碍通常会占有人们的生活并最终失去控制，有目的的限制食物摄入和选择不进食，这可能在他们生活中的某个方面提供至少短暂的控制感。

事实上，拒绝进食对大多数人来说是非常困难的，这可不是一个巧合。人类生存需要食物，饱食是人类的本能。当人们摄入食物不足时，他们会感到虚弱、疲劳、眩晕，而且可能发生功能障碍。因此，持续节食是非常困难的。这就是节食困难的原因之一。总之，因为节食是非常艰难的事情，所以大多数人不容易做到，限制食物摄入可能使得一些人觉得自己真的很强大且有控制力。当你感到生活失控时，这可能确实是一个令人宽慰的体验。然而，问题是这种控制感并不真实，强烈的食物限制很快使你变得失控。但是，渴望控制并在自己的生活中实现它是完全可以理解的，也是人类的基本需求。

抑郁症

许多 BPD 患者还会体验到抑郁情绪。抑郁不仅是悲伤，还会出现一系列导致严重功能损害的症状，包括以下部分：

- 极度的悲伤和无望感
- 对快乐的活动丧失兴趣
- 自杀观念
- 低自尊
- 食欲和睡眠改变（过多或过少）
- 注意力不集中
- 精力不足和疲乏

抑郁症可能是 BPD 患者中最常见的障碍之一。研究发现 41% ~ 87% 的 BPD 患者同时患有抑郁症（Lieb，Zanarini et al. 2004；Zanarini，Frankenburg et al.，"轴 I 共病"，2004）。

为了解在 BPD 患者中抑郁症较常见的原因，让我们回顾一下 BPD 的症状。BPD 患者多在处理人际关系方面存在困难，表现为争吵、关系破裂甚至辱骂虐待。同时，许多 BPD 患者对被抛弃存在极度的恐惧。BPD 患者频繁地经历强烈的负性情绪，他们认为自己无法应对负性情绪。他们对自我没有清楚的认识，担心别人背后议论或者不支持他们。最终使得 BPD 的治疗成为一个艰难和痛苦的过程。

当你回顾所有这些症状时，你会理解 BPD 患者为什么会发生抑郁症。如果你患有 BPD，体验的各种症状是强烈而顽固的，这会使你感到似乎没有什么办法可以来帮助你。你还可能认为不断花费时间和精力改善症状是没有必要的。由于糟糕的人际关系并与周围人不断发生冲突，你会真的感到孤独和无助。总的来说，BPD 的各种症状表现恰好是导致抑郁症的主要因素。

如果抑郁症确实是 BPD 的并发症，你可能期望 BPD 一旦康复，抑郁症也会减轻，你的判断可能是正确的。其实，Gunderson 博士和他的同事们（2004）发现，随着 BPD 的症状减轻，抑郁症也在好转（而不是相反）。该研究支持抑郁症来源于 BPD 的痛苦症状。同样表明，如果你的 BPD 症状好转，抑郁症也会随之好转。

双相障碍

大约 10% 的 BPD 患者患有双相障碍（Zanarini，Frankenburg et al.，"轴 I 共病"，2004）。双相障碍实际上是几类障碍共有的特征。一般来说，双相障碍患者表现为情绪波动大。如果你患有双相障碍，可能经历数周或更长时间的抑郁期，然后转相到躁狂状态，此时你会感到你幸福到了极点，能力无限，并且可以完成艰巨的任务（如写一部小说）。你可能认为自己有非凡的精力，或者特别易激惹。处于双相障碍躁狂相的患者，往往特别冲动且睡眠很少。双相障碍有几种不同的类型，所有类型都存在极端的情绪转相问题。因为这种情绪功能障碍在 BPD 中非常普遍，所以一些 BPD 患者患有双相障碍的某种类型并不奇怪。

误诊问题

对凯特的治疗效果似乎不佳。她因企图自杀而住院，被诊断为双相障碍。起初，她感觉还不错，因为那些使她痛苦的事情对于双相障碍来说都不是问题。并且，当她听说心境稳定剂对双相障碍患者是有效的消息时，她对自己的现状充满了希望。问题是，治疗似乎没有起到什么作用。她依旧感到情绪起伏波动，并且经常想到自杀。而且无论她怎么努力，她都没有办法与双相障碍小组的其他成员相处，他们的经历都没有与凯特产生共鸣。直到与新的治疗师开始接触时她才知道她的诊断是错误的，而且接受了不合理的治疗。

BPD 和双相障碍有明显的相似之处，两个障碍经常被混淆。我们见过许多按照双相障碍治疗的患者最终被诊断为 BPD。原因之一是情绪波动是 BPD 与双相障碍的共同特征。而且双相障碍的不同类型识别较为混乱。某些类型的双相障碍情绪波动可以持续较长一段时间（如抑郁或躁狂持续两周或更长时间），而其他类型的双相障碍情绪转相很快，类似于 BPD 情绪的上下波动。所以，患双相障碍时容易被误诊为 BPD，反之亦然。

除了有混淆的症状以外，BPD 和双相障碍的情绪波动是截然不同的。双相障碍的情绪波动总体来看并没有像 BPD 患者的情绪转换那么频繁。例如，双相障碍患者会经历数天的情绪高涨，然后突然转向情绪低落，而 BPD 患者的情绪在几分钟或几小时之间发生变化。然而，对于并不熟悉 BPD 的临床医生，BPD 的情绪转换和冲动行为会被误认为双相障碍的情绪波动和躁狂症状而导致误诊。

当然，BPD 被诊断为双相障碍的原因更多的是人们的羞耻感。我们在第 2 章所讨论的关于对 BPD 的一些认识误区中发现，一些临床医生宁愿给患者诊断双相障碍的某种类型，这是因为他们希望这种诊断不会给患者带来更多的耻感。同样，我们也特别不想给患者带来羞耻感。但是你愿意被诊断错误吗？当然不愿意！错误的诊断会阻碍你了解你所处的困境，更重要的是，它会给你带来错误的治疗方法。因此，我们坚持认为最好提供给患者正确的诊断。

焦虑障碍

除了抑郁症这类心境障碍外，BPD 患者还常常伴有焦虑障碍（Lenzenweger et al.，即将刊出；Zanarini，Frankenburg et al.，"轴Ⅰ共病"，2004）。焦虑障碍种类很多，包括惊恐障碍、社交焦虑障碍、强迫障碍、特定恐怖和创伤后应激障碍（PTSD）。BPD 患者最常见的焦虑障碍是社交恐怖症、惊恐障碍和 PTSD（Lieb，Zanarini et al.，2004）。研究发现 1/4 ~ 1/2 的 BPD 患者有社交焦虑障碍，1/3 ~ 1/2 的 BPD 患者患有惊恐障碍，接近 1/2 的患者有 PTSD（Lieb，Zanarini et al.，2004）。下面，我们将讨论这 3 种疾病在 BPD 患者中常见的可能原因。

社交焦虑障碍

首先，让我们了解什么是社交焦虑障碍，它指在社交情景中对负面评价的过度恐惧。例如，某些患者因为害怕自己丢人而不敢当众发言。他们对其他的社交情境也会有恐惧，比如见陌生人，在他人面前进食，或参加聚会。因为这些恐惧，社交焦虑障碍患者总是回避社交的场合。

那么，为什么 BPD 患者经常伴有社交焦虑障碍？一个可能的原因是 BPD 患者常有人际关系问题。由于压力、困境，甚至被他人虐待的经历等，BPD 患者对周围人产生焦虑，害怕交流思想和情感。结果，他们对社交失去信心。此外，我们在第 3 章提到过，关于 BPD 的某些病因学理论强调童年期无效环境的重要性（Linehan 1993a）。如果你反复存在无效的体验，如被忽视，你会变得害怕向周围人表达自我的想法。你还可能失去对他人的信任，在社交过程中产生紧张、焦虑，尤其是被他人审视时的情景。

惊恐障碍

现在，让我们再来看一下惊恐障碍，它是指反复发生的无法预料的惊恐发作，或者因特殊的恐惧而产生突发性极度焦虑，比如害怕死亡或失去控制。在讨论 BPD 与惊恐障碍的关系之前，我们首先详细介绍惊恐障碍是如何发生的。

我们的身体对产生压力的情境会迅速地做出本能的反应，称为"战斗或逃跑"反应。这是一种最基本的求生机制。当我们面临威胁（真实的或想象中的）的时候，我们的身体就准备应对或者逃离。当你心跳加快、出汗、"注意狭窄"（你的注意力仅仅集中在某件事物上时，如逃离一个可怕的事物）、肌肉紧张、呼吸加快时，你的身体就会准备做出某种行动。实际上，这是一种正常的反应。

然而，某些时候这种反应是不奏效的。如果我们非常焦虑不安或我们没有照顾好自己，我们的战斗或逃跑系统在没有任何威胁出现的情况下也可能出现反应，这就叫做惊恐发作。因为没有面临任何威胁，惊恐发作出乎意料，因而非常令人恐惧。惊恐发作的人常常认为自己是心脏病发作，发疯了，马上会死去。其实惊恐发作并不意味着真的会发生这些危险。可能是你焦虑不安或一直没有照顾好自己，因焦虑而发生了惊恐。当这些事件一起出现时，最轻微的事件甚至类似的焦虑可能触发一系列的反应以及恐惧和警觉状态，直到最终产生惊恐发作。

惊恐发作没有任何前兆是非常可怕的，因为它不可预料。人类对无法预料和无法控制的事件反应的确很差，包括惊恐和恐惧情绪。我们一般更希望提前知道这类情绪或这类事件何时发生，而不是突然遭受大量让人担心的事件。因为惊恐发作令人恐惧，所以人们就会回避那些自认为会引起惊恐发作的环境。如果他们遭受过惊恐发作，他们会避开那些他们认为逃脱困难的环境（如离家很远的商场）。另一些人因害怕在陌生环境中惊恐发作而不敢离开家。这种回避甚至让人们根本不敢出门，这称为**广场恐怖症**（agoraphobia）。

这些恐怖症状为什么与 BPD 有关？因为 BPD 的本质和症状是承受着巨大压力。如果你患有 BPD，你的人际关系会比其他人更有压力。我们在第 3 章中提到过，你的生活一般也是在高压状态下。因为 BPD 患者在处理情绪方面有困难，感到失控、过分紧张、无法预料。这会增加你的压力，妨碍你处理日常事务的能力。其结果是，你身体的逃跑或战斗反应会发生错误，可能会经历一次惊恐发作。研究结果发现，情绪问题以及所产生的应激反应，会增加惊恐发作的可能性（Manfo et al. 1996）。不幸的是，如果经历一次惊恐发作，你很可能会担心下一次惊恐发作，回避任何可能引起下一次惊恐发作的环境或经历。因为 BPD 患者有逃避痛苦的倾向，他们更可能采用回避行为去应对惊恐发作。但是，就像我们前面讨论过的，虽然逃避行为最初是有效的，但随着时间的推移逐渐会导致长期的消极作用。

创伤后应激障碍

PTSD 在 BPD 患者中也是很常见的（Lieb，Zanarini et al. 2004；Zanarini，Frankenburg et al.，"轴 I 共病"，2004）。正如我们早前提到过的，PTSD 在 BPD 患者中很常见，甚至有些临床研究者

认为 BPD 实际上是一种长期的慢性的 PTSD（Herman 1992）。目前，大多数人都不同意这个观点。需要注意的是，并不是每一个 BPD 患者都有 PTSD 或经历过创伤性的生活事件。然而，一些人坚信这两种疾病是密切相关的，常常共同存在。

它们为什么会共同存在？正如我们前面讨论过的，BPD 和 PTSD 都经历过相同类型的生活事件。在第 3 章中，我们描述过童年期遭受虐待是导致 BPD 的一类生活事件。同样，童年期的虐待作为一种创伤事件也会造成 PTSD。事实上，童年时期遭受创伤性虐待是最容易导致 PTSD 的（Widom 1999；Zlotnick 1997）。因此，有过童年期虐待的人可能会患 BPD 或 PTSD，或者两者皆有。

此外，BPD 患者经历过精神创伤后往往容易患 PTSD（Axelrod，Morgan，Southwick 2005）。大致来说，经历创伤事件后发生 PTSD 的原因之一是采用了不健康的应对方式，尤其是他们处理负性情绪时。正如我们前面讨论过的，BPD 患者调整他们的情绪有难度，他们往往采用不健康的方式调整情绪，像回避。所以，当某个 BPD 患者在成年时期经历了某些创伤事件（例如强奸、交通事故），她们可能很难应对这些后果，可能会求助于某些不健康的行为方式，像用物质滥用或暴饮暴食来处理他所经历的痛苦。不幸的是，如我们前面讨论过的，通过逃避来应对痛苦通常没有长期的效果，而且这种应对方式最终可能会使某些人发生 PTSD。

小　结

BPD 会影响人们的情绪、思维、行为、与他人的交流。因此，BPD 经常与其他疾病共病也就不足为奇了。因为有许多疾病与 BPD 共病，所以很容易看到 BPD 患者共存其他精神障碍。在本章中，我们回顾了 BPD 患者中最常见的障碍，描述了它们的共病原因。一般而言，BPD 患者最容易共病的是情绪障碍，如抑郁症、双相障碍、焦虑障碍和其他控制行为问题，像物质滥用和进食障碍。除了患有 BPD，你还可能合并一个或更多的疾病，好消息是许多综合治疗 BPD 的措施，实际上也有助于这些共病的治疗。像辩证行

为疗法（我们将在第 8 章讨论），作为对 BPD 治疗的一部分对许多
其他症状也会有效。因此，共病其他疾病对 BPD 的恢复虽然有影
响，但没有必要为每一个疾病都寻求一种单独的治疗手段。需要记
住的是，某些障碍如抑郁症，其症状可能会随着 BPD 治疗的好转
而改善。

第6章　自杀行为与蓄意自伤

　　兰迪在他 13 岁的时候开始发生自我伤害。最初像玩游戏一样，他的朋友比尔问他敢不敢用打火机烧自己。当时，他正为和妈妈争吵而心烦，所以他接受了比尔的挑战。非常奇怪的是，火焰使他因争吵而产生的焦虑、愤怒和紧张感减少了。不久，他开始每个星期都灼烧自己几次，特别是在他感到悲伤、害羞和愤怒的时候。最后，在他 18 岁的时候，他通过服用过量的抗抑郁药而第一次企图自杀。

　　自杀与自伤是 BPD 患者最大的问题。这就是为什么我们选择一个独立的章节来阐述这个问题。不仅是因为自杀在 BPD 患者中常见，还因为自杀是 BPD 患者所面临的最严重的问题。与 BPD 其他症状不同的是，自伤和自杀行为会威胁生命并且可以导致死亡。因此，尽可能多地了解一些自杀问题是很必要的。在第 11 章和第 12 章中，我们会介绍一些技术帮助患者应对自杀观念和处理情绪问题。这里，我们将提供一些关于自伤和自杀行为的某些信息，包括自杀与自伤有何不同，为什么人们有时会深陷其中。

自伤和自杀行为意味着什么

　　这个问题实际上远远比看起来更为复杂。即使专门学习和治疗自杀和自伤行为的人也不知道该如何定义它们。在本章中，我们将弄清楚**自杀**、**自杀企图**、**自杀姿势**和**蓄意自伤**的术语含义（图 6.1）。

自杀企图（suicide attempts）

自杀企图是以结束生命为目的的蓄意伤害自我的一种行为。伤害自己但不以结束生命为目的不是自杀企图。只有明确的以死亡为目的，才能称为自杀企图。

虽然这个区别似乎很明确，以死亡为目的的说法却引起许多混淆。例如，有人割伤自己后去急救室是为了感觉好一些（没有结束生命的欲望），但被标注为"自杀企图"。这种错误的理解会让一个急诊医生试图强制他们住院，或将其封闭在 24 小时监护的精神科病房，以防他们再次发生自杀。虽然这种手段对那些确实有自杀风险的人来说是好事，但是对那些只想得到一些安慰并不想真正自杀的人来说却没有什么帮助。

另一方面，有时有些人伤害自我而且确实想要自杀，却被当作"自我伤害"而没有引起高度关注。在这种情况下，那些急需帮助的人并没有获得他们所需要的救助，这就会导致非常严重的后果。下面米歇尔的例子就是一个教训。某天，米歇尔在治疗过程中遇到一些困难，之后他在休息室开始了自伤行为。虽然他记得治疗师提出的安全计划，但却没有实施，而是自己开车到了一家医院的急诊室，他告诉医生："我需要帮助，我想自杀，我现在仍然有这个想法。"但是，医生认为他的割伤并不是太严重，米歇尔只是需要一般的关注，不相信米歇尔真的存在自杀风险，便放他离去。第二天米歇尔自杀了。

在我们的经验中，以自杀为目的的自我伤害和以获得慰藉为目的的自我伤害有很大区别。因此，对你和你的治疗师，甚至你的家人来说，了解你的自伤是否以结束生命为目的是非常重要的。

自杀成功（suicide completion）

自杀成功或仅为**自杀**这个术语指真正的自杀行为，显然与**自杀企图**不同。在许多病例中，自杀企图并非真正导致死亡。我们知道这些含义看起来显而易见，但是真正理解这些行为的每一个术语都很重要。

蓄意自伤（deliberate self-harm）

正如我们前面提到过的，不是以结束生命为目的的自我伤害不能认为是一种自杀行为。这种自我伤害行为有很多命名，包括**自伤、蓄意自伤、非自杀性自伤、自伤行为**等。我们对这种行为做了许多研究，我们比较喜欢使用蓄意自伤这个术语，因为它表达出这种行为是故意做出的。

矛盾的自杀企图（ambivalent suicide attempts）

至此，我们讨论了自我伤害行为，某个人是否企图死亡总是明确的。但是，即使有这些消极行为，有些时候人们也并不清楚他们自伤的目的是不是为了结束生命。在某些方面，他们可能想死，在另一方面，他们可能不想死。被这两种想法所纠结的状态（想要结束自己的生命与不想结束自己的生命）称为**矛盾心理**（ambivalence）。矛盾心理发生在你既想做又不想做某事的时候。如果你伤害自己，并且对于是否要结束生命有矛盾心理，我们称之为**矛盾的自杀企图**。它在某种程度上属于自杀企图，因为你在一定程度上想要自杀，但又是一种不明确的自杀企图，因为同时也存在不想结束生命的意念。

自杀观念（suicidal ideation）

有些人对死亡和结束生命想得很多，但是没有想过结束自己的生命。例如，有时你会思考，如果你死了你周围所有的人会怎么样，这种想法不被认为是自杀观念。**自杀观念**指的是蓄意结束自己

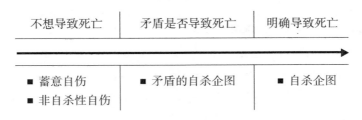

图 6.1　不同类型的自伤行为

生命的想法。它们不仅只是与死亡有关，而是确实存在结束生命的观念。

我们希望人们停止使用的词和术语

我们发现有一些描述自伤和自杀行为的词和术语存在一定问题。这些词和术语包括**自杀姿态**、**呼求帮助**、**喜欢操纵别人的行为**等。

自杀姿态（suicide gestures）

如果你患有 BPD 或有自杀行为问题，也许曾经听到过自杀姿态这个术语。也许你曾严重伤害过自己，一些人称它为"自杀姿态"。许多人都有过这种问题。

以下是使用这个术语带来的问题：术语"姿态"缩小了自杀行为的严重程度以及采取该行为导致人们的痛苦程度。任何类型的自我伤害（无论是否有自杀企图）都是严重的问题，不应该被忽视。说某人做出"自杀姿态"实际上意味着"他不是真的想要伤害自己或结束生命，他这样做只是要得到某些关注"。

人们使用手势来招手致意、藐视或者侮辱他人，或者在电影院中示意别人站在哪一排。把自杀企图或蓄意自伤行为称为"姿态"，让人们觉得伤害自我的人只是为了得到他人的关注。正如我们将要在后面章节讨论的，大多数伤害自己的人并不只是要得到别人的关注或者告诉别人什么，即使特别想要得到别人的关注，而且没有找到其他满足自己需求的方法时，这种行为也不应被忽略或者轻视。

呼求帮助

另一个同类的术语是"呼求帮助"。有时在人们企图自杀或实施自伤之后，有些人可能会说一些类似于"这仅仅是在呼求帮助"之类的话。问题在于像**"自杀姿态"**一样，该术语提示，做出这种行为的人只是为了得到他人的注意。它完全忽略了导致人们自杀或自伤的其他原因，也完全忽略了导致这些行为的情感痛苦及其影响。总的来说，把这些行为称为"呼求帮助"忽视了其严重性，并且也并没有给予相应的关注。

喜欢操纵别人

第三类人们有时用于描述自伤或自杀行为（或做出这些行为的人）的术语是喜欢操纵别人的行为，人们常常试图解释："那个人只是想操纵我才伤害自己的。"

使用"操纵"一词描述这种行为（或其他任何行为）存在许多问题。当你说某人"喜欢操纵别人"时，很难对他有任何同情怜悯之心。如果你认为某人试图操纵你，利用你，或者从你那儿得到了什么，你可能会增加防御心理并且开始提防自己的利益。你可能不太关注那个人是否正在痛苦中挣扎，而更多关注于保护自我不要被他（她）所操纵。我们认为，这是一些治疗师对待 BPD 患者的主要问题。当治疗师开始认为他的患者"喜欢操纵别人"时，我们如何保持同情、怜悯和理解之心呢？

另一个问题是，这种看问题的态度会让我们滋生一种观念，即我们可以洞悉别人的内心想法，并且算出他们为什么会做这些事情。即使我们这些心理学家也没有这种能力！这种态度会使你做出假定：你所做一切事情的目的都是为了从别人那里获得什么，如果你伤害自己就能从你爱的人那里得到关注，你可能会不断地故意伤害自己从而获得他（她）的关注。

为什么说这种想法是一个问题？很多时候我们并没有清晰地意识到自己为什么会那样做，或为什么一次次地重复某一行为。根据行为治疗的理论，如果人们从某种行为中获益，人们就更倾向于该行为；这种获益叫做强化剂（在第 3 章已讨论）。问题是，我们并非总能意识到所有强化自身行为的事情，所以我们暂且认为一个人自伤是为了获得情感上的慰藉吧。因为它很有效（至少暂时有效），所以每当患者感到沮丧时都会继续伤害自己。自伤令患者感觉好点的理由是身边人，包括他（她）的朋友、家人，在他（她）自伤后给予更多关注，如果这就是原因之一呢？这就意味着患者不是操纵别人，甚至自己都不知道为什么自伤会使自己感觉好一些。这仅仅表明患者的所作所为是在满足自己的需求。

如果给一个人贴上"操纵"的标签，会使他（她）的问题深化。如果你伤害自己，然后别人会更关注你，你很可能还会继续伤害自己（即使你没有意识到你获得的关心和支持就是强化你自伤的原因之一）。如果你仔细想想就会发现，在这个例子中，你本来没有那么多的问题，而是关注你、强化你的行为的人加重了这些问题。当你停止自伤时，他们就会在你自伤后停止关注你。因此当你感到痛苦需要帮助时，就不得不采取更好的方式获取关注。一旦他们认为你是喜欢操纵别人的人，这通常说明你身边的人对你的问题比他们想象的起着更重要的作用。

最后，与我们前面提到的其他问题的术语一样，认为这些行为是喜欢操纵人的想法，忽略了人们企图自杀和自我伤害的其他原因。我们将在下面深入讨论，但是人们自伤或企图自杀的首要原因就是逃避情感上的痛苦并获得慰藉。认为伤害自己是为了操纵别人的说法恰恰忽略了这些原因。

边缘型人格障碍的自伤和自杀行为问题

在 BPD 患者中，自伤和自杀行为不仅非常强烈，而且也是非常普遍的。我们前面提到过，1% ~ 2% 的人患有 BPD（美国精神病学会，2000）。但是，一些研究发现大约 10% 的门诊患者患有 BPD，大约 20% 的精神科住院患者患有 BPD。这些数据告诉我们，BPD 患者反复接受精神科治疗，这一点很可能是因为 BPD 患者的自伤和自杀率高。如果你患 BPD 并且曾经住过院，你很可能曾经有过自杀企图和严重的自伤行为，或者告诉过他人你存在自杀的想法。

关于 BPD 患者自杀和自伤行为的信息

- 大约 75% 的 BPD 患者叙述在某段时间有过自杀企图（Frances，Fyer，Clarkin 1986），其发生率明显高于正常人群，也高于其他精神障碍患者。
- 5% ~ 10% 的 BPD 患者最终通过自杀结束生命（Frances，Fyer，Clarkin 1986）。
- 一些研究发现 BPD 患者自杀人数占人群总体自杀人数的 7% ~ 38%（Linehan et al. 2000）。

- 69%～80%的BPD患者在某段时间有过蓄意自伤行为（Clarkin et al. 1983；Cowdry，Pickar，Davies 1985；Gunderson 1984；Grove，Tellegen 1991；Stone 1993）。
- BPD是DSM-Ⅳ-TR中唯一将自伤和自杀作为标准之一的精神疾病诊断。

　　我们希望阅读该信息后你不会有这样的消极想法，例如，"这是不可避免的，这就是我的命运，我也会自杀。"5%～10%的自杀率意味着有90%～95%的BPD患者没有结束自己的生命。因此，即使你患BPD并有自杀行为，还是有很高的存活概率。如果某人说："下雨的概率是5%～10%。"你不会因上班是否带雨衣（除非你的天气预报很不准）而特别地关注。再说你不可能左右天气变化，但你有很多方法可以阻止自杀（见第11章），而且，针对BPD的许多心理治疗方法也可有效地减少自杀企图（见第8章和第9章）。所以未来是大有希望的。

BPD患者企图自伤或自杀的原因

　　在你阅读本章时，你也许想知道BPD患者为什么有这么高的自伤风险。通过研究，我们发现了BPD导致自伤的一些原因，其中主要的观点列举如下。

缓解或者逃避情感的痛苦

　　许多研究都会询问患者自伤的原因，人们给出最常见的原因是，他们试图逃避或者避免某种情感痛苦（Chapman，Gratz，Brown 2006 for a review），尤其是BPD患者更是如此。在其中一项研究中，女性BPD患者被问及自伤和企图自杀的原因时（Brown，Comtois，Linehan 2002），96%的人说蓄意自伤的目的是为了缓解情绪；86%的人称企图自杀是为了从情感痛苦中解脱出来。

　　一旦我们考虑到这一点，它就会变得有意义。正如我们前面提到过的，BPD患者是非常情绪化的。他们有强烈的情感体验，常常感到无法忍受的痛苦。同时，他们在处理情感方面又有极大的困难，并且不知道解脱痛苦的一些合理方法。如果你患有 BPD，可能已经注意到当心情不好时，你没有方法来缓解自己的情绪。在这些时候，你会被强烈的情绪所折磨，你开始寻求任何可以得到的缓解情绪的方式。对于一些人来说，这些方法之一也许就是蓄意自伤。一些研究已经证实，与非 BPD 患者相比，BPD 患者在自伤后更可能体会到情绪的好转（Chapman，Dixon-Gordon，即将刊出）。其他一些研究关注想象自伤的人群在生理上（身体上）发生的变化。结果显示，过去经常自伤的人，当他们想象自我伤害时，实际上会导致低落情绪的唤起（Haines et al.1995）。

　　从根本上来讲，即使自伤有很多负面以及某些严重的消极后果，但在当时会给患者带来一些安慰。虽然我们认为所有自伤造成的负面后果超过其短期效果，但这些行为带来的放松与慰藉一直在不断强化着这种自伤行为，并导致人们依赖这些行为方式来应对情感的痛苦。

　　那么，什么是自杀企图？为什么自杀会帮助人们逃避情感痛苦？根据这样一种理论：当人们经历一种痛苦事件后，他们就开始关注使之感受转好的方法。实际上，他们可能会全神贯注于如何才能使他们感觉更好，却忽视了解决问题的其他方法（Baumeister 1990；Tice，Bratslavsky，Baumeister 2001）。他们开始变得注意力不集中，思路也变得不清晰，最后他们可能反复寻求缓解痛苦的方式。如果他们认为未来没有什么可以帮助他们的资源，便认为让感觉变好的方法就是自杀。

　　如果你患有 BPD 并伴有自杀观念，这可能对你并不陌生。在第 11 章中，我们将讨论如何处理自杀想法和避免自杀行为。

自我惩罚

　　每当萨利的男朋友提到她已经失业 6 个月时，她都会感到羞愧，而且每当感到羞愧时，总是自我发怒："我为什么还没有工作？我为什么这么懒？我每天无所事事，对自己没有任何帮助！"她开始惩罚自己的"懒"和"无能"，自我惩罚的方法之一就是击打自己的脸。

　　BPD 患者自我伤害的另一个原因就是认为自己犯了一些错误而惩罚自己。当你有自我伤害时，你可能与萨利感受一样，存在自己的一些想法并自我对话。某些研究表明，自我惩罚是蓄意自伤中非常普遍的原因，在自杀企图中占的比例最高。在一项女性 BPD 患者的研究中，当问及为何自我伤害时（Brown，Comtois，Linehan 2002），63% 的女性回答是自我惩罚。仅有 38% 的女性 BPD 患者把自我惩罚作为自杀的理由。

　　我们还不清楚为何人们更愿意用自伤的方法惩罚自己（与自杀企图比较），我们对此也有一些看法。一种可能性是愤怒是一种非常强烈的情绪。如果你对自我愤怒，可能会感到紧张、激越以及亢奋。愤怒确实会驱使你针对自己的问题做一些事情，即使你所做的事情会产生消极后果。另外，自杀是为了完全逃避问题和生活。所以，在自我愤怒时，你可能认为通过惩罚可以强制自己改变（有时候是有效的）。这时，你可能就不会再想结束自己的生命了。另一个可能性是，如果你不接受这样的惩罚，你就不是真正地惩罚自己。因为一些人认为自己是需要被惩罚的人，企图自杀似乎是很容易解脱的一种方式，或完全是一种逃脱，因为他们摆脱了使自己遭受痛苦的可能性。

　　目前，自我惩罚的问题并没有教给你解决问题的新方法，它最终使你的情绪更加糟糕。像前面列举的萨利案例——惩罚自己并击打自己的脸部并不能帮她找到工作。事实上，这会使她感觉更加糟糕，甚至使她更不愿意去寻找工作。

　　为什么说自我惩罚对某些 BPD 患者是一个重要问题？还记得我们在第 3 章讨论过的无效环境吗？如果你成长在一个无效环境当中，你的情感有问题时可能会被惩罚、被忽视、被批评。如果你的父母或照料者也如此对待你，你可能就会学会采用这种方法对待自己。你也许认为你先惩罚了自己，他们就不会再管你了（Chapman，Gratz，Brown 2006）。不幸的是，这种自我的处理方法会造成更多的问题，在某些情况下其中的问题之一是蓄意自伤。

产生感觉（generating feelings）

某些 BPD 患者遭受空虚和麻木感的折磨，另一些人则经常感受分离症状，或感到远离周围的事物（见第 1 章）。所以，人们认为采取蓄意自伤和（或）企图自杀的原因之一是，能够产生感觉。

分离、空虚、麻木这些体验可能是非常痛苦的，有时候 BPD 患者自我伤害的目的是为了摆脱麻木感，感受其他某种体验如躯体疼痛。在一项研究中，54% 的女性 BPD 患者报告蓄意自伤是使自己产生感觉的一种方法，仅有 21% 的女性患者为产生感觉而采取自杀企图。因此，与自杀企图相比，为了产生某种感觉更多的是采用蓄意自伤的方法。如果你真的需要产生感觉，自杀似乎并不是最好的方法。如果你自杀了，就不会产生你所希望产生的任何感觉体验。

减轻他人的负担

BPD 患者主诉自我伤害（尤其是自杀企图的案例）的另一个理由是为了减少别人的负担。如果你患有 BPD，你可能有时会感觉自己是他人的负担。你会想，如果没有这么多问题或情绪波动，别人也许会感觉更轻松一些。这些可能就是某些人企图自杀的主要原因。在上面提到的女性 BPD 患者研究中，31% 的人报告企图自杀的目的是让人感觉更好。7% 的人报告为减少他人的负担而蓄意自伤。这些研究结果很有意义，不是吗？如果你认为伤害自己是为了让别人感觉更好，那么你可能确实想自杀而不仅仅是自伤行为。

目前，在大多数情况下，这种想法的最大问题是如果你真想要自杀，实际上你的处境可能会更加糟糕。但是，对你来说在一生中很多时候这都是难以相信的。你也许会认为自己有太多的麻烦难以解决，如果结束了生命，也就给他人带来了解脱。

但相信我们——我们曾见证过很多自杀者的家人、朋友、同事、甚至熟人所发生的问题，他们常常心神不定，而且需要花很长时间才能从这一事件的创伤中完全康复。因此，如果你自杀了，你的家人，特别是你的孩子（如果有），也会处于很高的自杀风险之中。虽然我们可以理解人们为什么想自伤、自杀，但它还是一种很危险的想法——不仅仅对你，也包括关心你的人。如果你自杀了，你身边人的心情都会变得非常糟糕。

与他人交流或影响他人

佛瑞德很难对他的伴侣艾伦讲出他的感受，当艾伦跟其他男孩出去时他感觉很难受。艾伦坚持说这些人只是她的普通朋友，她只是喜欢与不同的人交往。艾伦告诉佛瑞德不该对此感到烦恼，并指责佛瑞德是为了得到关心而假装伤感。当艾伦和其他人出去玩时，佛瑞德妒忌、悲痛，但他没有有效的方法表达自己的感受。一天，他非常痛苦，所以用火烧自己。当艾伦下班回家的时候，她看到佛瑞德躺在沙发上，手臂严重烧伤。她告诉佛瑞德自己是多么地着急和内疚，实际上她已经（至少数月）不和她的朋友出去玩了。

蓄意自伤和自杀企图的一个最终原因是与他人进行交流的需求。就像从艾伦和佛瑞德案例中你所看到的，有时候与他人交流时表达你的感受是很困难的，你会发现人们无法理解你的感受，会忽视你所说的内容，对你内心的痛苦并不了解，你可能没有学会如何向他人表达或分享你的感受。

BPD 患者经常存在严重的人际关系问题和矛盾冲突。他们很难自信或巧妙地询问其他人想要的是什么。所以他们有时候认为需要借助于其他交流方法——任何可以有效表达他们感受的方法（见第 2 章误区 1 的讨论）。蓄意自伤和自杀企图有时可能就是出于这一目的。一项研究发现，大约 60% 的 BPD 患者报告蓄意自伤的目的是为了与他人交流，大约 45% 的患者报告自杀企图的目的也是为了交流（Brown，Comtois，Linehan 2002）。但是，几乎所有的患者都说自我伤害还有其他原因。对交流的渴望，以及他们的痛苦程度，都不是他们自我伤害的唯一原因。相反，沟通只是众多原因之一。这就解释了这些自残行为为何难以摆脱，因为它们同时承载了多种不同的目的。

面对自残行为你可能做些什么

了解你为何自伤常常是阻止这些行为的第一步。当然，你现在可能还没有真正想要停止这些行为，或者你可能认为阻止这些行为太困难了，甚至不愿意去尝试。事实上，停止自伤对于某些人来说与戒烟一样困难。但是我们仍看到很多人成功了。

　　假设你曾经伤害过自己或有过自杀企图，你想要停止这些行为，此时你可以马上采取第一个措施。当你下次再想伤害自己或者企图自杀的时候先停下来想一想，你会从这种自我伤害行为中得到什么？思考一下你伤害自己或企图自杀的原因，然后看一看下面的表 6.1，用表格中的问题自我询问，你将看到我们列出了自我伤害或企图自杀的各种原因。如果你有其他不同的原因，可选择"其他原因"一项。

表 6.1　自伤和自杀企图的某些原因及其对策

为逃避我的情感或使自己感觉更好一些

- 为使自己感觉更好些还有其他方法吗？
- 我能克制这种自伤或自杀企图直到它过去吗？

为了有所感觉——任何感觉

- 除了伤害自己的身体，我还可能做些什么使自己能有所感觉？

为了让他人更好而解脱

- 如果我感觉自己是他人的负担，我能够做些什么来减轻这种负担？
- 为了减少我对所在乎的人的一些需要，我能做些什么？

为了惩罚自己

- 我为什么要惩罚自己？
- 还有哪些更好的方法能达到我的目的？

为了沟通或影响他人

- 我想和其他人交流什么？
- 我想让他们了解或理解我什么？
- 除了自我伤害，我能够做些什么来表达这些信息？
- 关于这些问题我可以向谁寻求意见？

其他原因

接下来，在你做出自我伤害的行为之前，你要先询问自己一些问题。大体上，这些问题会让你考虑你真正想要的是什么，你如何获得不伤害自我的方法。拿出一张纸，写出你心中发生的每一件事情，但不包括伤害自我的事件，然后选择其中一件事情去做，而不是自我伤害。

你这样练习次数的越多，选择提高你生活质量的事情来满足你的需求就越多。停止伤害自己是件很难的事情，如果你有这样的问题，我们强烈推荐你遵循我们在下一章提出的建议并开始一些治疗。

小　结

自伤和自杀企图在 BPD 患者中很常见。如果本章的这些信息与你产生共鸣，而且你曾经伤害过自己，我们建议你寻求治疗自伤及自杀企图方面的专家帮助。你可以在第 7 章看到相关的建议。以下是我们对本章讨论内容的总结。

- 自杀企图涉及以死亡为目的的自我伤害，蓄意自伤是指不以死亡为目的的自伤行为。
- 自杀和自伤是 BPD 患者常发生的问题。
- 人们使用不恰当的术语描述 BPD 的自伤和自杀行为，包括**自杀姿态**、**呼求帮助**、**喜欢操纵别人**。
- BPD 患者报告蓄意自伤和自杀企图的最常见原因是逃避或者解脱情绪的烦恼。
- 其他常见的原因包括自我惩罚、对感受的需求（或结束麻木或分离感），以及需要与他人交流。
- 如果你想停止自我伤害，想想你真实的要求，然后寻找其他方式来满足这些需求（见表 6.1；同时阅读第 11 章和第 12 章）。

第二部分

如何获得边缘型人格障碍的治疗方法

第7章　如何找到对 BPD 有帮助的方法

　　麦克开始怀疑他是否患了 BPD，他一直饱受情绪的困扰，同时发现自己总是陷入紧张、冲突不断、不稳定的人际关系中。尽管他曾经怀疑自己出了问题，但却不知道这是什么问题以及如何识别。最近，他在网络上读了一些关于 BPD 的文章，那些描述的内容让他产生了共鸣。在了解更多的内容之后，他开始认识到自己可能患有 BPD。虽然他读的大多数文章都显示此病是有治愈的希望的，但他不确定应该去哪里看病，如何寻求帮助。他需要一张可以指引他的导航图。

　　回想一下你（或你爱的某些人）也许患有 BPD，它可能带来许多情绪问题，从恐惧、迷惑到希望。虽然有帮助 BPD 患者的方法，但是寻找最为合适的帮助却是一个艰难的过程。我们总是不太清楚去哪里寻找，或哪种选择是有益的。在本章中，我们将说明如何寻找帮助 BPD 患者的方法，以及如何确定最佳的选择。

安全穿过危险区：BPD 的网络资源

　　网络上的 BPD 信息包罗万象。虽然某些网页是有帮助的，提供了有效的治疗信息和前沿性研究结果，但某些网页却充满错误的信息、误导和不良建议。这使你选择起来非常困难，而且难以分辨真假。我们可以帮助你分辨需要了解而且可以信任的网页。以下这些网页可以帮助你认识 BPD 并找到你所需要的帮助。

国立人格障碍治疗和研究进展协会（TARA NAPD）（www. tara4bpd.org）

这个组织是 Valerie Porr 在 1994 年建立的，致力于帮助 BPD 患者及其家庭成员寻找有关 BPD 的正确信息，同时提供有价值的治疗经验。这是专门从事并提高对 BPD 了解和认识最重要且影响最广泛的组织机构之一。该机构最主要的一个目标就是减少 BPD 的耻感：①增加公众对 BPD 的认识；②鼓励各种机构（如国立精神卫生研究所，MIMH）资助并提供更多的资金研究 BPD。同时，TARA NAPD 也致力于在全美提供更加有效的治疗措施。

TARA NAPD 网站拥有大量对患者及其家庭成员有益的信息。其中最有益的一项服务是全国性的临床医生转诊程序和提供经验性支持治疗（科学上显示有益的治疗）的程序。因为他们仅向人们推荐实施经验性支持治疗的治疗者，因此你可能更加确信会从他们那里得到有益的推荐。

TARA NAPD 提供的另一项服务是 BPD 的一条热线（1-888-4-TARA APD）。除了在全国绝大多数城市提供推荐服务外，热线还提供本领域专家编写的关于 BPD 的教育资料。最后，网页还提供关于 BPD 的会议和学习班的信息，还有对 BPD 及其家人支持小组的信息。很多这类会议都对公众开放，因此是一种学习了解 BPD 以及与有类似问题的人联系沟通的好方式，并将遭受类似问题的患者联系在一起。

BPD 国立教育联盟（NEA-BPD）（www.borderline-personalitydisorder.com）

同 TARA APD 一样，NEA-BPD 始终致力于提高人们对 BPD 的了解，为 BPD 提供更好的宣传教育，促进对 BPD 病因学和治疗的研究。NEA-BPD 由 Perry Hoffman 博士创建。他是最早提出对 BPD 家庭成员治疗的倡导者之一。他们发起了一个为期 12 周的为 BPD 家庭成员提供 BPD 信息和治疗技术的课程，这些家庭成员可以和 BPD 患者进行更多的互动。这些课程会教给家庭成员一些应对技巧，并为有类似问题的人提供一个支持系统。课程由 BPD 患者的家庭成员自行组织，在美国和加拿大许多城市都会看到，该机构网页可提供课程的最新信息。

NEA-BPD 每年也会主办一些国家级和地区级的 BPD 会议，这些会议对 BPD 患者和家庭成员以及研究人员、临床医生是开放的，提供有关 BPD 的最新研究进展和治疗的信息。会议通常持续两天，这是对 BPD 感兴趣的人互相交流学习的一个机会。网页还提供即将举办的会议信息、最近会议的话题和工作坊的视频——观看这些视频是了解 BPD 知识的最好方式。最后，NEA-BPD 还提供有价值的 BPD 相关信息，包括本领域专家的近期研究结果。

边缘性庇护所（www.mhsanctuary.com/borderline）

该网页提供广泛的 BPD 信息和教育资源（包括致力于 BPD 工作的临床工作者和研究人员的链接），为 BPD 患者与家庭成员设置聊天室和在线交流系统，以及 BPD 患者的个体故事、公开表白和治疗问题。

BPD 中心（www.bpdcentral.com）

BPD 中心主要面向 BPD 患者的家庭成员或者配偶。它提供有关 BPD 的信息和教育资料，为 BPD 家庭成员提供各种在线支持小组。

行为技术 LLC 网页（www.behavioraltech.org）

行为技术 LLC 是由 Marsha Linehan 博士创建的，目的是培训治疗师实施经验性的支持治疗，例如辩证行为疗法（DBT）。该网页提供在世界范围内转诊于 DBT 治疗师的服务。另外，网页还提供有助于 BPD 患者（及他们的家庭、朋友或治疗师）的 DBT 治疗技巧的视频和其他资料。

获得 BPD 信息的其他途径

目前，网络是了解 BPD 信息的最佳途径之一。现在你已经知道去哪里浏览和访视最好、最有价值的网页了。但是，还有很多可以找到 BPD 相关信息的其他途径，例如，有些人发现阅读 BPD 的书籍很有帮助。在当地书店和图书馆应该有很多不同的 BPD 书籍，包括自助书籍、BPD 患者自传、治疗师和研究人员撰写的参考书。任何一种书籍都可能对你有帮助，这取决于你对哪类信息感兴趣。

另一个可能获得信息的方式是与当地心理学专家进行交谈。如果你是一个学生（或者不是学生），你所在大学里的心理咨询专家能够提供关于 BPD 的信息，或者为你推荐当地治疗 BPD 的治疗师。你也可以去大学或社区精神卫生中心，这些地方会有各种不同的心理和精神问题的宣传手册和相关资料，即使那里没有这些服务，也会有人推荐你到社区的另一个地方寻找你所需要的信息。

此外，获得关于 BPD 的信息或被推荐到临床医生或治疗机构的另一个办法是找到一名 BPD 专家。同一领域的专家一般都熟悉另一位专家。如果你发现所在地区某专家在做关于 BPD 的研究或治疗 BPD，你可以联系这个医生，让他介绍你到一个专业性的治疗机构。

哪种治疗手段对 BPD 是有益的

大体上，对 BPD 患者治疗有两种方法：心理治疗和药物治疗。心理治疗一般是指定期（如每周 1 次）看心理医生，谈论你面临的问题，找到问题的根源，你的生活有哪些需要改变。在第 8 章和第 9 章中，我们将介绍两种特殊的心理治疗方法。这两种方法已经被证明对 BPD 患者非常有效。需要注意的是，还有许多其他的心理治疗方法对 BPD 也有一定帮助。

另一方面，使用药物治疗需要去看精神科医生，以了解哪种药物对你最有帮助，然后接受药物治疗。你需要定期去看精神科医生，观察药物的疗效和可能产生的副作用（在第 10 章将具体介绍药物治疗)。下面,我们将讨论在寻求帮助的过程中,你可能碰到的心理治疗和药物治疗方法。

心理治疗

根据你所居住的地区,可能对 BPD 有不同种类的治疗选择。这些治疗在治疗次数(即每周需要多少小时)和持续时间上有所不同。一般来说,高密度(次数)的治疗方案比低密度的治疗方案持续时间短。"最密集"的治疗方案是住院治疗。它提供 24 小时周密监护,一般是短暂的停留(有时短到 1 天,通常持续数天)。一般患者处于危机状态或有严重自杀风险时采取住院治疗。大多数情况下,这种治疗的目的是帮助患者渡过当前的危机。

住院治疗的缺点在于会使患者脱离一段时间的现实生活。虽然从现实生活中脱离出来对患者来说似乎是件好事,但它阻碍了人们处理现实中的问题。因为住院治疗是一种非常密集的治疗方案,通常不建议治疗周期过长。

稍微低密度的治疗方案是不完全住院治疗(日间医院)。这种治疗方案为每天治疗数小时,每周治疗数天。因为患者每晚回家,所以不是 24 小时接受监督管理。这种治疗方案一般用于帮助患者从住院治疗过渡到门诊治疗(每周只需数小时)。日间住院治疗方案在许多社区中已经很普遍而且有效。但实际上,只有很少的日间医院方案为 BPD 患者提供个性化治疗。

一般来说,治疗密集程度最低且最常见的、最佳的治疗方法是门诊治疗。对大多数人来说,门诊治疗可使患者在任何地点都能接受每周 1 ~ 5 小时的治疗。在正常情况下,这种治疗包括每周 1 次或 2 次的个体治疗,可以联合某种形式的集体治疗或参与支持小组治疗。在你居住的地区可以找到许多不同类型的个体治疗。常见的治疗包括以下几种:

- **认知行为疗法(cognitive behavioral therapy,CBT)** 这种疗法帮助人们学会管理自己的情绪、思维和行为。CBT 常常是一种定式的治疗形式,治疗的焦点在于指出患者的不良的认知模式，学习新技巧，改变无益的行为。CBT还会留有家庭作业，让患者在治疗期以外实践新技巧，改变各种行为。
- **辩证行为疗法（dialectical behavior therapy，DBT）** DBT是CBT的一种特殊形式，它结合了我们上文中谈到的CBT主要原理（例如，了解不良的认知行为模式，学习新技巧，改变各种行为）以及帮助人们学会如何接受自己、接受生活和其他人。我们将在下一章更多地讲述关于DBT的治疗。
- **精神分析疗法（psychoanalysis therapy）** 这种方法有助于人们认识到他们为什么会这样做事情，做事的方式来源于哪里。精神分析疗法更关注患者的成长经历，帮助他们学会看待过去与照料者或其他人的经历，以及这些经历如何影响他们现在的行为。事实上，有许多不同种类的精神动力疗法，其结构化程度从多到少，当前关注的焦点也多少不一（换句话说，关注患者当前的问题，也要关注过去的经历）。一般而言，精神分析疗法结构化程度不如CBT，很少让患者学会新的应对技巧，也不会在治疗期以外布置家庭任务。

虽然每种不同的治疗方法都是有益的，但BPD治疗专家经常说最好选用密集程度最少的治疗方法（Gunderson et al. 2005）。一般来说，你的治疗越与你的真实生活一体化（你在现实中的生活时间和机会越多），你获益就越多。

药物治疗

除了不同类型的心理治疗方法以外，某些药物可以帮助BPD患者减轻某些症状。BPD治疗专家认为最佳的治疗方法是药物联合心理治疗，因为单独使用药物似乎靠不住。尽管初级保健医生也会开精神科药物，但通常人们还是去看精神科医生接受药物治疗。我们将在第10章中更多地讨论药物治疗问题。

当你与精神卫生专家会面时你希望得到什么

许多不同的精神卫生专家可以提供BPD的心理评估与治疗，

包括临床心理学家、精神科医生和社会工作者。所有这些精神卫生专家都经过了培训，可以提供心理治疗，其中许多人接受过相应的培训也可提供心理评估。但只有精神科医生可以提供药物治疗。

心理评估

当你接受一项全面的心理评估时，医生会询问关于心境、情绪、思维和问题行为的许多问题。其中大多数问题会集中在你现在需要解决的各种症状，还会询问你过去整个生活中可能经历过的许多事件。以下是识别某人是否患 BPD 的一些问题。

- 你的人际关系冲突不断或很混乱吗？
- 你的情绪和心境变化很大吗？
- 你曾经有过蓄意自伤而不是真的想杀死自己吗？
- 你是否不确定自己是谁或者究竟是什么样的人？

心理评估还包括完成一些量表或问卷，是关于心境、发育史（例如儿童期遭虐待）、目前的症状、躯体疾病史以及现在的治疗情况。

目前，有些人很难暴露自己的想法，或透露个人信息，尤其是面对刚刚认识的人。如果你有这样的问题，你就会害怕评估者的评判或排斥，担心医生会向他人泄露隐私，甚至担心别人认为你发疯了而让你住院。我们建议，如果你有这样的担心，应该向你的医生说出来，告诉医生你的担忧是什么。然后，一旦得到医生的保证，你就应该坦率诚实、开放性地说出自己的问题。你能够获得帮助的唯一方法就是让评估者获得关于你所有问题的准确信息。

个体治疗

当进行个体治疗时，前几个阶段常常是对一般状况的了解阶段，在这一阶段会谈论到你寻求治疗的原因，你目前的问题，你的这些问题持续了多长时间，你过去曾经接受过何种治疗。许多个体治疗师还会对你的过去感兴趣，包括你与家人及朋友的早年关系，你最亲密的关系（如果存在）是什么样的，你在学校的表现如何。你的治疗师也许还想要更多地了解你的家庭成员情况（包括他们精神健康问题或诊断，是否接受过治疗）。

当治疗师了解了你目前的问题，以及过去的一些经历（通常会数次会谈）后，治疗师可能会和你签署一份治疗合同，即关于治疗目标和阶段性治疗重点的知情同意书。即使没有签署正式的同意书或合同，大多数治疗师也会和患者讨论治疗的目标，以及治疗期间需要完成的事情和工作重点。一般来说，这种讨论是为了保证治疗师和患者在治疗重点以及共同了解治疗的目标上达成共识。一旦达成共识，治疗就开始实施。正如我们前面讨论过的，实际的治疗焦点和框架取决于治疗的类型。

集体治疗

集体治疗是各式各样的，各有不同的治疗目的，在小组中要求你做什么，你作为小组成员的角色是什么，这些都有很大不同。例如，根据参加治疗小组的特定类型，你被介绍给小组成员的方式也可能不同。如果你参加了一个已存在的技能训练小组，可能会要求你向小组成员简短地做一个自我介绍，然后组长会继续介绍当天的治疗内容。如果你参加了人际互动或心理动力小组，你可能会做一个正式的自我介绍，你被要求提供更多的个人信息，并告诉大家你为什么加入这个小组。这样，小组其他成员也会提供关于他们自己的更多的信息。如果你进入一个新的小组治疗，所有加入小组的成员都是新成员，第一次也许会用很长时间来介绍所有小组成员和组长，并对加入小组成员的规则和指南进行讨论。

药物治疗

有时候，如果你正好看见某人只是在服药而没有进行个体化治疗，你很可能认为这种治疗过程短而快。虽然精神科医生（或其他专业有处方权的专家）在头一两次会面时时间可能会稍长些，这个目的是为了了解关于你现在和既往症状及治疗的更多信息，但在后期的治疗中可能只需要 15 到 30 分钟。这个时期的治疗可能主要关注的是目前的症状、体验到的症状变化和药物副作用。一般来说，如果你去看医生只是为了开药，那这个医生会重点讨论与药物相关的问题，而不太可能涉及你的其他问题，尤其是当你还拥有一个个体治疗师时。换句话说，大部分提供药物治疗的医生也可以为患者提供心理治疗。因此，如果你没有个体治疗师并且去看医生的目的只是为了开药，我们依然鼓励你在面临难题时，向医生寻求支持和有益的应对技巧。

获得帮助的具体步骤

我们希望你能更好地了解去哪里寻找关于 BPD 的信息、各种资源的类型，以及你居住的区域都有哪些治疗方法。下面，我们将介绍你可能获得帮助的具体步骤。

1. 找一个治疗 BPD 有经验、经过培训的精神卫生专家

本章前面我们提到的网站将是一个首选之处。许多网页都提供 BPD 治疗专家的推荐资料。如果你所在区域不能提供临床转诊，你还有其他选择，例如，你可以联络当地医院、医疗中心或大学的精神卫生专家寻求转诊。一般这些地方的专家都了解附近有声誉的临床医生，将会提供给你一些关于 BPD 治疗方案的信息。另外，许多社区都有精神卫生指南，注明了特殊领域的服务。例如在加拿大不列颠哥伦比亚省温哥华市，"红皮书（red book）"可提供当地所有的精神卫生服务中心。为了找到这些名录，我们建议你阅读当地的电话簿或者与你所在地区的精神卫生服务机构联系。

2. 获得全面的心理评估与诊断

虽然阅读关于 BPD 的书籍和网页可能有助于你了解自己是否患有 BPD，但从接受过培训的专业人员那里获得一个正式的诊断才是关键。有时，人们看了很多关于某些疾病或障碍的信息，便开始认为自己或他人有某些症状，即使这些症状并不是真实存在的。其实，这种趋势在医学生和实习医师（花很多时间阅读不同障碍和躯

体疾病书籍的人）当中是常见的现象。这种现象有个命名叫医学生综合征。当你了解一些 BPD 信息后，切记不要自我诊断，在决定开始治疗之前获得心理评估和正式的诊断才是最重要的。

3. 获得治疗建议

　　通常，一旦你已经与专家会面一两次并且获得诊断，专家就会针对你的特定问题推荐治疗方案。如果你已经接受了执业心理医师或精神科医生的评估和诊断，他们可能会提供相应的治疗方法。但是，为你提供评估的精神卫生专家也可能不会为你提供治疗，并建议你去见另一个治疗师。这个专家会把你转诊到其他医师那里接受治疗。因此，你不仅会接受个体化治疗，还可能得到集体治疗（如 DBT 技巧组）的建议，或者转给精神科医生进行药物治疗。当治疗师给你提供转诊时，你应尽可能询问接诊你的治疗师的资质、经验和治疗的特长。实际上，这将是下一步治疗的关键。

4. 提出问题并讨论治疗师的一些建议

　　为了获得恰当的治疗方法，你需要确定提供治疗方法的人以及该治疗方法是否适合于你。找到这个答案的唯一方法是尽可能获得更多的信息。所以，尽可能多地询问问题，你就会成为一个信息灵通的来访者。询问重要的问题有助于你获得最佳的治疗，需要询问医生的问题如下：

- 你有哪些资质（或是否接受过这种培训）？你接受的教育和培训背景是什么？你有医师执照吗？
- 你治疗 BPD 患者多长时间了？
- 在 BPD 的治疗上，你受过专门训练或有临床经验吗？
- 你将提供哪种治疗（如认知行为疗法、辩证行为疗法、精神分析疗法）？
- 现在有哪些治疗方法（如个体治疗、集体治疗、家庭治疗或药物治疗）？我能接受多种治疗吗？
- 正常情况下，治疗一般持续多长时间？

- 这种治疗每周几小时？
- 在这种治疗中需要我做些什么（如家庭作业或参加一个小组）？
- 治疗的花费是多少？接受私人保险、医疗保险和医疗补助吗？

5. 选择你喜欢的治疗类型

　　一旦你获得可供选择的治疗理念的所有信息，你就会清楚哪种治疗最适合于你。从一个信任的机构获得推荐和建议是一个好的开端。但是，最终还是由你来决定哪种治疗对你最有效。你需要一种更积极的解决问题的方法吗？如果是，也许认知行为疗法或辩证行为疗法比较适合于你。你喜欢听其他与你有相同经历的人的故事吗？如果是，集体疗法也许是一个最佳选择。接下来，想象一下你喜欢的治疗师特征（如性别、年龄、性格）。这些问题的答案将会帮助你决定理想的选择。最终，弄清一个治疗者是否适合于你的最好方法是同他见面，让他或她了解你在治疗中寻找什么？表 7.1 中的问题可能有助于你确定个体治疗师是否适合于你。

表 7.1　询问精神卫生治疗者的重要问题

- 我们准备做的治疗是什么？
- 治疗结束后我可能会看到哪些变化？
- 这种治疗方法有科研数据支持吗？
- 这种治疗的风险是什么？
- 我们多长时间会谈一次？
- 你认为这种治疗会持续多长时间？
- 终止治疗时我们如何确定？
- 紧急状态你的策略是什么？
- 你会接来访者的电话吗？
- 如果我有自伤自杀的冲动该怎么办？
- 当来访者自伤和自杀了你会怎样做？
- 你出差和休假时发生问题怎么办？

　　考虑一下个体治疗对你是否是一个好的方法，或者你是否还愿意从治疗中得到其他帮助。如果你认为会从不同的方法中获益，你可以告诉你的治疗师。多提问肯定是有益的。此外，你的某些爱好或者建议也可能会受到治疗师的欢迎。

　　你需要考虑的另一件事是治疗师准备如何解决你现有的特定问题。例如，如果你有自伤冲动，你很可能想要知道如果在治疗期间发生自我伤害，治疗师将会做出什么反应。虽然治疗的目标之一将会帮助你减少这些危险行为，但在现实生活中，你是一个人，有时也会犯错误。因此，你很可能想要确定治疗师处理这些危险行为的方案，也许还要确定治疗师不会只因为你犯几次错误而终止治疗。

小　结

　　从本章得到的信息有助于 BPD 患者通过多种方式寻求这些帮助。我们知道了从哪里开始尝试弄清 BPD，如何去找到你（或你所爱的人）需要的帮助。当你开始沿着这条路走下去时，这些资源对你的指导是有益的。当尝试着寻找你所需要的帮助时，切记最重要的事情之一是，你可能从来没有获得过那么多准确的信息。你有权利知道现有治疗和治疗提供者的信息。找到这些信息将有助于你做出最佳的选择。所以，当寻找到适合于你的治疗方法的时候，多提问题，考虑你的所有选择，并关注你的主要感受。

第 8 章　辩证行为疗法

　　玛丽亚感到已经走投无路了。她从记事起就开始遭受痛苦情绪的折磨。有时，玛丽亚真想不出其他办法，只有割伤自己，喝一大瓶伏特加酒，试图结束自己的生命以缓解这种情绪。在几次试图自杀后，她终于开始接受治疗。但在第三次治疗后她就退出了，因为她和治疗师所做的无非就是坐下来聊聊天。她原打算要学习一些新的东西，以使她的生活有某些改变，但仅仅谈论一些无关紧要的问题似乎对治疗无济于事。因此她找了另一个治疗师。这个治疗师告诉她：如果再割伤自己就停止为她治疗，其实处罚她也是因为这就是让她开始第一次治疗的那个问题。虽然感到沮丧和绝望，但是玛丽亚仍决定再试一试。她已经阅读了一些关于辩证行为疗法的资料，并电话预约了当地的一家医疗机构。

　　正如我们在本书前面提到的，如果你遭受 BPD 的痛苦，通过治疗是有希望的。有一些方法对 BPD 还是有效的，这些方法能够帮助人们学习如何减少失控行为，达到目标，改善生活质量。辩证行为疗法（DBT，Linehan 1993a）是治疗 BPD 有效的心理疗法之一。

辩证行为疗法的起源

　　在 20 世纪 70 年代到 80 年代初，华盛顿大学的心理学教授 Marsha Linehan 开始了一项艰巨的任务——她想创立一种对自杀妇女有效的治疗方法。当时，针对自杀人群很少有什么治疗方法。只有少量证据表明一些药物是有帮助的，某些行为疗法也有一些希望。但是对于这些寻找治疗的来访者，现实情况就好像在沙漠里行走一样，永远不知道何时何地会找到水源。我们试图帮助自杀人群的人（如 Marsha Linehan），就像试图将沙漠灌溉为绿洲一样。幸运的是，通过 20 多年来的努力，情况已经有所改变。

辩证行为疗法：寻找一种有价值的生活

玛丽亚告诉治疗师她无法停止自杀的想法。过去只有出现压力事件时，如与男朋友分手、失业，她脑子里才会有自杀的想法。但现在的情况是，当面临一些日常琐事时（如丢了钥匙、被锁在车外、与妈妈发生口角等），她也开始想自杀的事情。每当这些琐事发生时，她会想："也许我自杀了，就不用面对所有的麻烦了。"她的治疗师说："自杀是改善生活的最糟糕的方式。"

Linehan 博士的目标是找到一种方法，来帮助自杀女性寻找有价值的生活方式。DBT 不是"阻止试图自杀"的一种方法，而是帮助人们创造一种值得坚持的有意义的生活。当然，治疗的目标（有价值的生活并停止自杀行为）是相互关联的。如果你的生活没有意义，生存下去是很困难的，如果你试图结束生命，创造有价值的生活也是不可能的。

有自杀想法时就像是被锁在一间黑屋子里——屋子里太黑了，你根本看不到出去的门在哪里。实际上屋子里有很多门，只是你看不见而已，但是有一扇门的底部却有微弱的光，这就是"自杀之门"。自杀之门很有诱惑力，比其他的门更容易被看见，而你也正好有此门的钥匙，因此你竭力想从自杀之门出去，有时甚至只看一眼那扇门，就觉得有了出路，心里就会感到莫大的安慰。你或许打开了那扇门，换句话说，你可能企图自杀，可问题是，当你徘徊于自杀之门前时，你不可能看见能让你从黑屋子里走出去的其他大门，并获得有意义的生活大门。

从自杀的门走出去还有另一个问题——你不知道后面会发生什么。穿过那扇门就像在你不知道游泳池里面是充满水还是干透的混凝土时就跳了进去。谁也不知道你走过那扇门后会发现什么！我们真的不知道自杀的人们发生了什么。一些人认为自杀能够让人平静或摆脱当前的问题。但是如果不是这样呢？这样做确实太冒险了。如果你因为伴侣的拒绝而自杀又有什么用呢？只为在来世查明你被你的伴侣一次次拒绝的命运吗？之后，你会陷入更大的烦恼之中，因为即使自杀也解决不了你的问题。

DBT 的主要目的是帮助 BPD 患者寻找走出黑屋子的其他通道，开始令人满足、愉快而有意义的生活——有价值的生活。

DBT 的问世："黏附理念"

在创立 DBT 的过程中，Linehan 博士的目的是要寻找帮助自杀妇女实现自我目标，减少痛苦的方法。出于此目的，她的学生和同事在观看 Linehan 博士的治疗过程中，将成功的方法和失败的教训都记录下来。Linehan 博士也翻阅了大量文献从中寻找对其他心理问题有效的方法（如抑郁和焦虑障碍）。经过一段艰苦的努力后，Linehan 博士和她的团队开始编制对女性习惯性自杀有效的治疗方法。最后，她发现这些女性中很多都达到了 BPD 的诊断标准，于是 DBT 便成为治疗 BPD 患者的有效方法。

还记得我们在第 2 章中讨论病耻感吗？在 DBT 问世之前，BPD 的病耻感比现在还严重。人们不知道该如何对待 BPD 患者。而且让治疗师压力最大的是难以成功地帮助他们的患者。当然，其中的原因之一是人们常常认为 BPD 患者是"爱操纵"或"易怒"的人。

DBT 出现以后，情况似乎有所变化。在《触发点》(*The Tipping Point*) 一书中，Malcolm Gladwell 认为世界上有些观点是有吸引力的，有些则没有。这就像用锤子敲钟的声音一样，诱人的观点可以让人产生共鸣，人们会发现这些观点很有意思并且容易记住它们。在 DBT 的发展过程中，Linehan 博士提出了许多观点，似乎对临床医生、研究者以及熟悉 DBT 的患者都有很大的吸引力。有些观点确实能引起人们的共鸣，包括以下几个方面：

- BPD 是由天生的强烈情绪与他人不认同的这些情绪相结合所

导致的一种障碍。
- 摆脱苦恼和痛苦的方式之一就是接受自己和自己的经历。
- 学会如何发展一种有意义的生活，包括弄清如何处理和容忍情绪，控制行为，关注当前（进行正念训练）并处理好与他人的关系。
- 治疗师必须具有同情心和客观的态度，必须平衡患者的接受程度并帮助患者在生活中做出重要的改变。
- BPD 患者可能已做出了最大努力，但他们仍需要改变（Linehan 1993a）。

突然之间，曾经帮助过 BPD 患者的治疗师就会形成帮助这类患者的一系列理念，这些理念就像胶水一样黏住他们，也使人们对治疗 BPD 患者产生兴趣。

DBT 背后的理论：生物社会理论

玛丽亚的治疗师开始给她讲解一些有关 DBT 的治疗知识。"这种理论认为，你可能一直是一个非常情绪化的人，"他说，"你生性如此——比大多数人更情绪化。当某件事情发生的时候，你会做出反应。当你做出反应时，你的情绪会非常强烈，并且很难走出这种强烈的情绪。问题在于一直没有人告诉过你该如何处理这样的情绪。其实，从你的讲述中我可以知道，你父母确实忽视了你。当你感到沮丧时，只是告诉你停下来，或者冲你叫喊。这样你怎能学会如何处理你的情绪呢？你现在就像驾驶着一辆重型卡车，却不知道如何用脚松开油门。"

大多数治疗是基于导致患者问题的某些理论，这些理论是治疗的依据，它揭示了某些问题存在的原因，并为治疗师和患者指出了解决这些问题的方向。在 DBT 中，这种理论被称为**生物社会理论**（图 8.1）。根据生物社会理论，BPD 是由生物因素（先天的情绪脆弱性和强烈性）和社会或环境因素共同所致的。

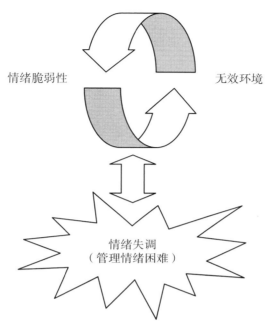

图 8.1　边缘型人格障碍的生物社会理论

情绪脆弱性

情绪脆弱性包括 3 个方面：① 情绪敏感性（emotional sensitivity），②情绪反应性（emotional reactivity），③情绪基线恢复缓慢（slow return to emotional baseline）（Linehan 1993a）。

情绪敏感性

情绪敏感性是指容易对那些根本不会影响他人的事件产生情绪反应。例如，如果你是一个很敏感的人，可能观看一部悲伤的电影甚至电视商业广告时都会哭泣；或者你身边的人只表达了一点点不耐烦，就会让你内心受到伤害。一般来讲，如果你真的很敏感，你会对身边的大多数事情产生情绪反应，包括那些最微小的，一般人根本不会在意的事情（一个眼神、一种语气等）。

情绪反应性

一个**情绪化反应**的人是指当出现情绪反应时，你的反应很强烈，也许比其他人强烈的多。一般而言，你或许本身就有相当强烈的情绪。因而，你不仅仅对周围的许多事情有反应（敏感），而且你的反应可能还很强烈。有人曾经说过你的情绪确实非常强烈吗？如果是，他们的意思就是，你是一个情绪反应强烈的人。

情绪基线恢复缓慢

情绪脆弱性的第三个方面是指一旦你经历了一个强烈的情绪反应，你的情绪回落很困难。**情绪基线恢复缓慢**是指一旦你有了某种情绪（如愤怒），需要很长时间才能平息下来。例如，如果你在下班前你因与上司发生争吵而且感到非常愤怒，你很可能回到家里见到你的伴侣时仍然情绪愤怒，之后，如果你的伴侣也说了些让你不舒服的话，你很有可能带着愤怒做出反应，因为你仍然带着你对上司的愤怒情绪。

无效环境

根据生物社会学理论，BPD 患者不仅情感脆弱，而且生长在一个无法学习如何处理情绪的环境中。切记，在一个无效环境中，人们无法帮助你学会处理你的情绪问题（见第 3 章）。相反，他们可能会说你的情绪感受是错误的，或者在你产生情绪的时候处罚你或忽视你。人们并不总是用语言表达这些，有时他们的行为也会告诉你这样做没有用。我们想象在一辆公共汽车上，一个很胖的人踩到你的脚上而且一动不动。你说："真疼"他说："是的，我知道。"但是他并没有挪开他的脚。这就是无效环境中可能发生的事件（Linehan 1993a）。某人做了些事情让你不高兴，你告诉了他们，但是他们仍然不改变。在周围环境中有许多这样的人，他们并不重视你的感受。

正如我们前面提到的，一个周围成员都与你不一样的家庭，就可以是一个无效环境。即使没有人说过你有问题，你也会认为自己有问题——好像你是一匹"害群之马"或局外人。每当你想到自己与别人不同或比其他人更敏感，或很难处理你的情绪问题时，你就会感觉非常痛苦。正如我们在第 3 章讨论过的，BPD 患者常常有受虐待史——躯体、情感和性虐待。这些都可以认为是无效环境的一部分。但需要指出的是，即使你没有受过虐待，你依然可能从照料者或身边其他人那里经历过无效环境。

根据生物社会学理论，BPD 患者在成长过程中有过很多这样的经历，如果你是一名 BPD 患者，在你情绪激动时，你可能经历过人们的忽视、愤怒、抛弃或拒绝。结果，你真的开始害怕你自己的情绪。但是请你记住，情绪的易感性和无效环境的共同作用才会导致 BPD。许多人的情感都是脆弱的，但是他们没有发展为 BPD；同样，许多人都会遭遇压力和无效环境，甚至有童年期虐待，他们也没有发展为 BPD。就这种理论而言，"一个巴掌拍不响"，即内外环境需要共同作用。

还需要重点指出的是，这种理论认为，不应该单一地责怪任何一种因素。成为一个情绪化的人并不是什么错误。其实，情绪化也可以让人有很多优势。有时候，情绪化的人是人群中最有趣和最有魅力的人，他们对生活充满热情，能深深感受他人的痛苦，总是富有同情心和敏感性。同样，不那么情绪化的人可能也很难准确把握怎样与一个情绪化的人相处，理解一个情绪化的孩子就更难，因此他们也没有什么错误。无效环境和情绪化的孩子之间就是这样反复地发生作用。孩子是很情绪化的，父母或照料者不知道如何处理这个问题。因此，照料者可能告诉孩子"别那么情绪化了"——他们并不想伤害或扰乱孩子，而是因为他们不知道做些什么，不知道如何帮助孩子。因此，当某些人告诉你不要在意你的感受时，你会怎样？你的感受很可能会更多！而且你很可能变得更加烦躁或防卫增强，或者感到失控。现在的你甚至比以前更加情绪化，而你的照料者也不知道该如何去做，他们也开始感到无法自控了，甚至烦恼或愤怒。

因此，根据生物社会学理论，上述两个因素都很重要，它们互相影响。随着时间的推移，类似的事件一次又一次发生，情绪脆弱的人开始变得难以处理情绪，他们可能变得害怕自己的情绪，感到难以忍受，花大量时间试图回避自己的情感。事实上，许多 BPD 患者声称他们实施自伤或自杀企图都是为了逃避他们的情绪（Brown，Comtois，Linehan 2002）。药物滥用、暴饮暴食和其他危险性行为也都是出于同样的目的。BPD 患者经常做这些事情都是为了能让自己在短期内感觉好一些。当然，从长期来看，所有这些行为又会导致许多问题。

DBT 中的接受、改变与辩证

在创立 DBT 的时候，Linehan 博士注意到一些很有趣的问题。我们在前文中提到过，当她开始研究这种治疗方法时，所做的第一件事就是查阅文献，并试图将治疗其他障碍的方法用于伴有自杀观念的女性 BPD 患者。这些治疗方法包括认知行为治疗（CBT）。CBT 是一种对多种障碍都非常有效的治疗方法。在 CBT 治疗中，治疗师帮助你辨认和改变与你问题相关的情绪、思维和行为。虽然 CBT 似乎对许多问题都有效，但 Linehan 博士发现 CBT 却对她的许多 BPD 患者疗效不佳。患者为此苦恼，退出了治疗，或者干脆不再就诊了。虽然许多人停止了自伤或自杀企图，但他们不喜欢这种治疗，并且认为该治疗无效，感到被误解。当患者认为治疗师不理解自己时，他是很难从治疗中获益的。因此，Linehan 博士开始采用其他的策略，帮助患者感受更多的理解，学会如何接受自己、接受生活、接受其他人（Robins，Chapman 2004）。

DBT 的认可

为了帮助 BPD 患者感受到更多的理解，DBT 使用**认可**（validation）一词。**认可**是指证实人们所表达的想法、情绪与他们所感受到的一致，并表达出真实的兴趣和理解。DBT 治疗师总是寻找机会认可患者的体验——对患者表达真实的兴趣、理解和共情。

DBT 的接受

在 DBT 治疗过程中，治疗师通过讲授一些技巧如正念或接受现实来帮助患者接受自己、接受世界、接受他们的情绪和想法以及接受他人。在这里，接受与赞成、欣赏、喜欢或渴望不同，它并不意味着放弃或妥协。接受就是放下那些竭力改变的事情，让它顺其自然。例如，当你感到非常烦恼的时候，你或许想要改变你的感受，那是完全可以理解的。问题是，有时无论我们怎样努力，我们真的无法改变自己的感受。在这种情况下，企图改变你的情绪只会让你更加沮丧。

当我们难以接受我们过去的某些方面时，也是同样的道理。即使我们尽最大努力，也不可能改变我们过去的历史。我们不可能改变过去的一些让我们悔恨的事情，不可能改变那些曾经让我们感到恐怖或者经历过的创伤事件，或让那些离开我们的亲人复活。我们越努力去改变这些事情，就越会感到沮丧和痛苦。因此，接受就是放弃改变，就是允许事情原样存在——至少在目前是这样的。

当然，接受并不意味着你不能改变那些可以改变的事情。虽然你不可能改变你的过去或你的苦恼，但你可以在感到烦恼时寻找自我调节的方法，并解决生活中的人际关系问题，这样可能有助于减少你的烦恼感受。

DBT 的改变和问题的解决

DBT 是一种解决问题的治疗方法，目的是促使患者在一些方式上做出改变，这种改变非常困难，但却很有必要。DBT 具有可操作性，它通常关注解决你生活中的问题。如果你有自杀想法并且患有 BPD，显然你生活中有一些事情需要改变。如果治疗师不帮你改变生活中的问题，就像你询问去洛杉矶的路该怎么走，却得不到任何指导一样。下面我们将讨论：没有任何改变的接受不可能获益，而没有接受的改变也是无益的。

辩证意味着什么

辩证这个词就是 DBT 治疗的核心，因为该疗法强调治疗中接受与改变的平衡关系（Linehan 1993a）。辩证体现了正反两极的平衡张力——好与坏之间，对与错之间，或你想要做什么（如坐在海滩上喝着冰镇龙舌兰酒）和你必须做什么（如去工作）之间的平衡。它也可以解释为接受的需要和改变的需要之间的张力平衡。辩证就像拔河比赛的绳子。

DBT 的辩证理论的焦点是把正反两极化整合起来并形成较完整的一套做事方法（Linehan 1993a）。例如，我们许多人在平衡工作需要和家庭需要之间矛盾重重。我们想和父母与孩子共度更多的时光，但因工作压力较大，我们不得不延长工作时间，为了更好地工作而与家人在一起的时间减少。如果我们完全只顾事业，把所有时间都花在工作上面，那可能工作业绩出众，家庭生活却处于混乱状态。另一方面，如果把所有的时间放在家里或与家人团聚更长的时间，我们就有可能被开除。因此，任何一边（工作与家庭）对我们来说都不够完整，因为它们都不能让我们得到想要的生活。换句话说，我们两边都得做好。辩证法是一个通过平衡对立面而把两者整合在一起的方法，使我们同时实现两个目标。

另外一个例子是，DBT 治疗师的主要目的之一是平衡患者接受和帮助患者改变的需要。接受和改变就好像在参与一场激烈的拔河比赛。如果你的治疗师不断地敦促你去改变，你可能会感到厌倦，感觉无效、气愤，甚至可能退出治疗。另一方面，如果你的治疗师就是告诉你，她了解你很多，接受你，知道你从哪里来的，那你的治疗可能没有任何改善。如果你患有 BPD（尤其是存在自杀问题），你应该知道，必须要改变才能获得更有意义的生活。因此，单纯改变是不完整的，因为它缺乏接受；单独接受也是不完整的，因为缺少改变。在 DBT 中，治疗师的目标是平衡与整合接受和改变两种要素，以最佳的方法帮助患者。

辩证行为疗法究竟产生什么结果

DBT 是治疗 BPD 的一种综合治疗，它有 5 个关键目标，经常被归为 DBT 的 5 种"功能"（Chapman，Linehan 2005；Lieb，Zanarini，et al. 2004）。

1. 帮助患者朝着有意义的生活方向而努力，停止威胁生命的行为，如自伤和自杀企图；

　　2．帮助患者学习重要的新技巧，以达到他们的目标；

　　3．创建治疗环境以促使进步与改善，帮助患者构建能促使他或她发展的环境；

　　4．帮助治疗师保持有助于患者的动力和技能；

　　5．帮助患者把治疗中学到的理论转换到治疗以外的真实生活中去。

　　为了帮助患者实现这些目标，DBT 涉及 4 个基本元素：

　　1．个体治疗；

　　2．电话咨询；

　　3．小组技能训练；

　　4．治疗师咨询团队。

个体治疗

　　个体治疗一般每周 1 次，每次 1 个小时，主要帮助你解决生活中的重点问题。在 DBT 治疗时，治疗师会要求来访者每周完成一项表格，称为**日记卡片**。在这个日记卡片上，你要记录自己每天的感受（有多痛苦，或者有多快乐），任何自伤或自杀企图的欲望，任何自伤或自杀企图的实际发生情况，以及其他一些事项，例如是否合理服用处方药物。

　　在每个治疗阶段，你都需要带上日记卡片，这样你和你的治疗师就可以通过建立**治疗目标的等级**来确定应该在哪方面投入更多关注。正如本书一直讨论的，BPD 患者的生活中存在很多问题。如果你患有 BPD，你可能会长期受到抑郁或焦虑不安的困扰，很难处理人际关系或工作事务，还可能存在惊恐发作及实施自杀行为等。你的生活像一个杂乱无章的桌子，不得不开始清理。桌上有碎纸屑、包装纸、钢笔、铅笔、吃过一半的苹果、旧日历、便利贴、破碎的玻璃杯等许多杂乱的东西。桌子上如此零乱，以至于有时你想不到该从哪里开始收拾就感觉被压垮了。你需要从一个地方开始，因为你不可能一次解决所有的问题，也许应该从捡起破碎的玻璃杯开始，以避免在后来的清理过程中伤到自己。

在 DBT 治疗时，治疗等级会告诉你和治疗师从什么地方开始。一般是优先考虑最重要的问题——首先控制威胁生命的行为。**威胁生命的行为**是指呈现的即将发生的威胁你生命的任何行为，例如自杀企图或自伤行为。它也可能是威胁他人生命的危险行为，例如凶杀行为。如果你死了，或是因杀人入狱，治疗也就不会对你有任何帮助了。

DBT 第二个重要的治疗靶点是**妨碍治疗的行为**。它是指你或治疗师可能做了许多使治疗难以进展的行为，或你从治疗中难以获益。妨碍治疗的行为可能涉及如治疗阶段的延迟、不出席治疗、注意力不集中、与你的治疗师争吵，或频繁给你的治疗师打电话。对治疗师来说，可能涉及不关注你、心不在焉或忘记重要的事情、迟到、错过治疗时间、敦促你太难（太少）以至于无法改变，等等。如果发生了妨碍治疗的行为，治疗师和患者需要一起讨论并找到解决问题的方法。

最后一个重要的靶点就是任何可能妨碍你获得良好生活质量的事件，包括药物或酒精使用问题、抑郁、无业、无家可归和其他类似问题。在每次治疗中，你和治疗师都会花费最多的时间讨论最优先的问题，在每个治疗阶段，治疗师的角色就是帮助你解决生活中的这些问题，并让你保持动力，一直朝着你向往的生活前进。

电话咨询

电话咨询是个体治疗的一个重要组成部分。在治疗的期间，如果你需要帮助，你可以使用电话、电子邮件或任何其他方式与治疗师取得联系。这对你和治疗师来说都是有益的。在 DBT 治疗中，治疗师接电话主要是为了减少自杀的危机，帮助你学会如何在日常生活中使用新技能，或解决你与治疗师之间的困难与冲突（Linehan 1993a）。如果你正进行 DBT 治疗，你和治疗师也许会采用电话协商来解决其他问题，你可以考虑把电话咨询作为一种方法，即治疗师利用这种方法帮助你把治疗带入到你的日常生活中。

技能训练

技能训练是 DBT 的一个很重要的部分。技能训练的目的是帮助你学会改善生活、实现目标的方法。技能训练通常由 2 个治疗师和 3 ～ 12 名患者组成，治疗时间为 1.5 ～ 2.5 个小时。一般先用 1 小时左右的时间重温上一次治疗的家庭作业，剩下的时间学习新技能。该小组类似于上学时的一个班。

因此，DBT 技能训练组不同于你加入过的其他治疗组，如进程组。在**进程组**（process group）中，成员们会花更多的时间谈论自己对小组其他成员的情绪反应，讨论自己与其他成员之间的问题和人际关系，或者讨论自己的经历以及过去的经历是如何影响现在的生活的，等等。与进程组相比，DBT 小组更像一个班级，组员们是有组织结构的，他们不花时间谈论你对治疗组中其他成员的感受，以及你过去的经历或问题行为。这个小组治疗的重点在于教授你重要的新技巧。

那么，你会学到哪些技能呢？ DBT 技能包括**正念法**、**人际有效技术**、**情绪调节技术**和**痛苦忍受技术**。下面我们逐个列举这些方法技术，并做简要的描述：

正念法（mindful skills）

正念是在完全清醒的状态下关注此时此刻正在发生的事情，或"使一个人的意识保持在现实当中"（Hanh 1976，11）。如果你做过瑜伽、普拉提、武术或者其他形式的活动，你可能体验过呼吸练习。这些活动都需要使自己专心注意此时此刻所发生的事情。下面是 DBT 训练技巧类别中有关正念技术的清单（Linehan 1993b）：

- 关注当下而不是评判它。
- 注意此时此刻所产生的感觉（视、听、嗅、触觉）。
- 描述现在正在发生的"事实"。
- 全身心地投入到你当下正在做的事情。
- 每次集中注意力在一件事上，并努力做好。

人际有效技术（interpersonal effectiveness skills）

人际有效技术用于帮助你以一种有效的方式管理自己与他人的关系。正如我们前面讨论过的，BPD 的问题之一就是与他人的关系存在困难。也许你注意到你的人际关系不稳定、混乱，不如意或令人苦恼。你可能还会注意到在寻求他人帮助或拒绝别人时会感到很困难。人际有效技术是引导你有效地处理人际关系，可能包括以下几个方面（Linehan 1993b）：

- 始终牢记你的人际关系目标。
- 有效地向他人寻求帮助或者拒绝他人的要求，既不被动也不攻击。
- 认可他人的感受，做到与他人诚实、可信、公平。

情绪调节技术（emotion regulation skills）

情绪调节技术用于帮助你采用有效的方式管理你的情绪。我们认为 BPD 的主要问题之一就是难以处理各种情绪。你也许已经注意到，当你感到苦恼时你不知道该做些什么，或无论做什么也不会使自己感到好受，而在某些方面让你感觉好些的方法（如服药、自伤）又会导致许多其他问题。情绪调节技术是处理你情绪的有效方法，并不会造成其他问题。这些技术包括（Linehan 1993b）：

- 有效地处理你的情绪。
- 正视并接受你的情绪。
- 改变（增加或降低）你的情绪体验。
- 通过增加生活中的愉悦事件，自我照料和满足自我生理或情感需求，来减少自身对情绪的脆弱性。

痛苦忍受技术（distress tolerance skills）

当你身处困境时，有时唯一能做的就是忍受——至少在当下是这样的。例如，如果某人在你车上留下划痕，而且在一周内无法找到维修工，你只能忍受汽车有划痕的事实；如果你的伴侣刚刚离开，你会悲痛欲绝，你可能需要忍受你的情绪和处境，直到你发现让你感觉较好的一些办法。痛苦忍受技术是关于忍受和渡过令人苦恼的事件、想法和感受的方法，同时不会让情况变得更糟。痛苦忍受技术包括（Linehan 1993b）：

- 渡过艰难的困境和感受，而没有让情况变得更糟糕。
- 通过从痛苦的体验中分散注意力而避免危机，或让此时此刻变得更好或更快乐。
- 接受现实中所发生的问题。

治疗师咨询团队

治疗师咨询团队是 DBT 的另一个重要组成部分。这是一个治疗师团队，通常每周会面一次，讨论使用 DBT 治疗 BPD 的相关问题。在 DBT 发展过程中，Linehan 博士注意到治疗师对有自杀企图或其他自我毁灭行为的患者可能会感到有一定压力，虽然治疗师关心患者并想要给他们最好的帮助，但治疗师也是人，在看到 BPD 患者所遭受的那种痛苦时，他们也感到很难过。

如果你患有 BPD，你就会知道我们在谈论什么问题。你也许会注意到，生活中有些关心你的人在看到你的痛苦时也会感到很难过。所以，治疗师坚持积极的态度很重要，这样才能实现持续有效的治疗，而这正是治疗师咨询团队所要做的。

治疗师咨询团队的哲学理念是，所有团队成员都在共同治疗小组中的所有患者。所以，团队中的每个成员都会感受在和你一起治疗你的患者。治疗师互相帮助，相互激励，尽职尽责并提供有效的治疗。该团队通常包括正在做 DBT 的治疗师和正在治疗 BPD 或相关问题患者（如情绪管理困难、自杀行为等）的治疗师。团队成员互相提供支持和鼓励，在他们感觉努力的方向走入歧途时互相给予反馈，观察团队成员是否已经筋疲力尽或者在治疗中使用了无效策略。总之，这样的咨询团队类似于给治疗师做治疗。我们已经有数个这样的团队，我们发现这是 DBT 中最值得做的一件事。此外，如果治疗师有来自这样一个群体的人给予帮助并提供最佳治疗方案，也有助于患者恢复信心。

DBT 的科学证据

为什么要在这本书中提及 DBT ？不仅是因为它吸引人或者有趣，更重要的是因为这种治疗方法有效。为了理解我们所说的有效，你需要了解人们如何把这些新的治疗整合起来并在第一时间检验其效果。

第一，研究者指出需要有一个新的治疗方法。就 DBT 而言，对自杀妇女还没有更好的治疗方法，所以需要有一种新的治疗方法。

第二，研究者将这种新的治疗方法的要素整合起来，并且考察人们是否喜欢并愿意实施这种方法，就像厨师在餐馆里尝试一种新的菜谱一样。如果人们喜欢，厨师可能会决定更改菜谱或者把它列入日常菜单中。发展新的治疗技术与此非常相似。研究者首先将新治疗方法的元素组合在一起，然后让人们不断尝试以便观察人们是否喜欢，是否接受。这被称为**可行性研究**。不接受或可行性差的治疗都不会成功的。

第三，研究者根据患者的反馈并基于目前的治疗效果做出改进，从而整合出治疗方法手册，通过**随机对照试验**（RCTs）对治疗手册进行全面检验。RCTs 是指患者被随机（如扔硬币决定）分配接受这种新的治疗，或接受另一种其他治疗（称**对照治疗**）。对照治疗方法可能包括不同的干预方法，或者在进行新的治疗之前等一段时间。RCTs 是治疗研究的金标准——它是检验治疗是否有效的最佳方法。

目前，关于 DBT 已发表了 8 项 RCTs 研究结果。这些研究中大多数都包括自杀或自伤的 BPD 女性患者。许多研究都将 DBT 与常规治疗 BPD 的方法进行了比较。例如，最早的一个试验就是比较 DBT 和"常规疗法"（在社区中常用的治疗 BPD 的方法）（Linehan et al. 1991）。结果显示 DBT 对减少自杀企图、自伤、愤怒情绪以及减少住院和急诊次数方面效果较好。DBT 在增加患者社会功能方面效果明显，而且比"常规疗法"花费低。

自第一项研究开始，研究者们相继实施了其他几项 DBT 的试验研究。最近一项研究（Linehan et al. 2006）比较了 DBT 和其他治疗方法，后者由一组来自社区的专业治疗 BPD 的治疗师提供治疗。研究结果发现，DBT 对减少自杀企图、自杀和自伤行为的发生率，减少住院率和愤怒情绪，降低脱落率（退出治疗）有明显的效果。其他几项研究结果也都提示 DBT 是一种有效的治疗，尤其是在减少自杀行为、愤怒和冲动控制方面有效，并且还会改善社会功能（Robins，Chapman 2004）。

前面我们已讨论过 BPD 伴发其他的精神障碍。研究者也观察了 DBT 对其他精神问题是否有效，尤其是药物使用障碍和进食障碍。研究结果令人欣慰。一些研究检验了 DBT 治疗暴食症患者的效果。结果显示，治疗结束时有 89% 接受 DBT 治疗的患者停止了暴食行为。其他一些研究发现，DBT 对 BPD 患者减少药物使用也是有效的（Linehan et al. 1991）。此外，关于 DBT 的大多数研究中，通过治疗以后，患者都报告抑郁情绪和无望感有所减轻。

如何找到一个 DBT 治疗师

如果你正在寻找 DBT 治疗师，我们建议你做的第一件事是去见一位训练有素的评估专家，首先明确你是否患有 BPD，或 DBT 能解决你的哪类问题。如果你确实想去看 DBT 治疗师，**行为技术 LLC**（Behavioral Tech LLC）机构是最好的一个选择（见第 7 章）。Linehan 博士建立的这个机构是帮助治疗师和治疗者学习 DBT 的路径。Tech 网页（www.behavioraltech.com）提供了在该治疗中经过训练的治疗师。

寻找 DBT 治疗师的其他途径包括以下几种：①询问你所在社区中的精神卫生专家，了解谁做 DBT 治疗；②在网上搜索（搜索 DBT 和你所在的城市）；③联系你所在地区的心理学家协会并且询问他们是否了解谁做 DBT 治疗。目前，许多人都开始关注 DBT 和（或）接受过关于这种治疗的培训。好消息是专家不再认为 BPD 是不可治疗的。现在有很多对 BPD 有益的治疗方法，而 DBT 是其中之一。

小 结

DBT 是治疗 BPD 最有发展前景的心理治疗方法之一。如果你想更多地了解 DBT，请在我们参考文献中查看 Linehan 博士所著的书籍，书中介绍了这一治疗方法和教授患者的技巧。下面，我们就本章关于 DBT 的内容进行了总结：

- DBT 是由华盛顿大学的 Marsha Linehan 博士创立的，原本是为了研究女性自杀开发的一种有效治疗。
- DBT 治疗师将更多的重点放在接受和认可患者的体验，帮助患者接受自我、万物和他人。
- DBT 是帮助患者解决生活问题并实现目标的一种实践治疗。
- 患者通常每周见一次治疗师进行个体治疗或参加技巧训练小组。DBT 治疗师常常属于由许多治疗师组成的一个团队，他们提供互相反馈、鼓励和支持。
- 数个研究显示 DBT 对 BPD 是有效的，事实上，许多科学证据支持 DBT 治疗 BPD 优于其他的心理治疗。

第9章 心智化治疗

维罗尼卡从来不和她的父母亲近。父母努力工作以保证家里的收支平衡。即使维罗尼卡知道父母是为她而努力工作，她也从来不愿意多和父母联系。她认为父母似乎并不了解自己，自己也不了解父母。维罗尼卡和父母之间的这种距离，对控制她的情绪和处理人际关系上并没有任何帮助。对于维罗尼卡来说，人际关系是糟糕且混乱的。她从来没有感觉到被别人理解，也不知道如何改变自我，她也从来没有感觉到会读懂或者理解其他人。在这期间，她的情绪感觉旺盛而且失控。她渴望帮助但又不知道去哪里寻求帮助。当她开始了解心智化治疗后，她认为这种治疗可能对她有所帮助。

在本章中，我们寻找到对 BPD 患者有益的另一种治疗方法——心智化治疗（mentalization-based treatment，MBT；Bateman，Fonagy 1999）。目前，MBT 并不像 DBT 治疗时间那么长，关于 MBT 的研究也不太多。MBT 的第一项研究开始于 20 世纪 90 年代后期（Bateman，Fonagy 1999），第二项研究预计在 2007 年末完成。因此，你对 MBT 信息的了解可能不像 DBT 那么多。关于这种治疗方法的研究是很有希望的。MBT 的第一项研究结果与 DBT 的研究结果相似。这些结果告诉我们 MBT 也许对 BPD 患者很有帮助。

MBT 究竟是什么

MBT 是由两位英国临床研究者 Anthony Bateman 博士和 Peter

Fonagy 博士创立的。即使 MBT 的某些方面与 DBT 很相似，但所谓 MBT 的理念以及如何治疗与 DBT 有很大的不同。我们在第 8 章讨论过，DBT 是基于生物社会学理论。根据这个理论，情绪的脆弱性和情绪调节障碍是 BPD 中的最大问题。MBT 是基于对 BPD 的理解方式不同。MBT 不是关注情绪问题，而是关注人们的自我识别感受，或者说他们的"自我意识"。一般来说，MBT 的观点认为，BPD 是**脆弱的自我结构**（weak self-structure），或不稳定的自我意识以及对自我不了解的结果。

　　MBT 和 DBT 因分别基于何谓 BPD 以及 BPD 的起源而有着完全不同的理论，所以两者在寻求帮助患者的方式上不同也就不足为奇了。

治疗类型

　　首先，MBT 是一种精神分析治疗方法，不是认知行为疗法。与 DBT 相比，它更像是一种晤谈疗法。在 MBT 中，你的大多数时间都在与治疗师谈话，了解你自己以及你与他人的人际关系，而不是像 DBT 那样学习新技能、安排许多家庭作业。虽然你也会在 MBT 的治疗过程中获得与 DBT 同样的一些新技术，但它是一种比较间接的治疗方式。在本章后面，我们将会详细解释你进行 MBT 治疗时会期待什么。

治疗目标

　　MBT 与 DBT 的第二个差异是治疗焦点或治疗目标不同。正如上一章所见，DBT 常关注的焦点之一是帮助人们学会以健康的方式去调整自己的情绪，而不是做一些最终让问题恶化的事件（如企图自杀或自我伤害）。MBT 最重要的目标是增强**心智化**。心智化是了解自我行为以及周围人行为的一种能力，并了解这些行为是来源于人们内在的心理状态，如思维、情感和欲望。一般来说，如果你已经学过如何心智化，你就可能知道人所做的事情都是思维、情感或欲望的结果。这些行为并不是莫名其妙突然产生的，也不是随机而来的——这些行为与你的情感和思维有关。

MBT 的主要观点之一：BPD 患者难以理解他们的行为是如何与心理状态相联系的。例如，BPD 患者也许发现他们大喊大叫、酗酒或伤害自己的行为，但他们并不知道为什么会做这些事情，他们的内心发生哪些变化才会导致一些不良行为。如果你患 BPD，你可能感觉像是一种冲动行为——"轻易就发生了"或"突然就发生了"。表面上看来是突然发生的，但通常情况并非如此。你也许不知道，在冲动行为发生之前，你已经存在情绪或想法了，只是你并不清楚你的心理状态和行为之间的联系。但是你不知道这种联系并不意味着它不存在；这恰好表明你并不了解它。MBT 就是帮助你了解你的心理状态与行为之间的联系。

了解你的行为是如何与心理状态相联系是很重要的，从他人的行为中去推测他们的心理状态也是非常重要的。例如，母亲发现自己的孩子酒后驾车便对他大喊大叫，心智化是让孩子理解他的妈妈。妈妈批评他是因为妈妈害怕他出车祸而愤怒，希望他以后不要再做类似的事情。如果该男孩不能心智化，他也许不理解妈妈的喊叫是如何与她的情绪和想法相关联的。

心智化也涉及对心理状态与行为相关联的理解能力，但行为又是相对独立的。例如，坐在你身边的人为什么哭泣，你可能理解是由于悲伤，或许情感受到伤害，也可能是愤怒的原因。另外，心智化也意味着你能够理解自我的思维、情绪和希望是什么。最后这一段听起来熟悉吧？这可能是因为在 DBT 治疗中理解你的情感和思维状态也是非常重要的。实际上，这两种治疗方法是很相似的。一般来说，这两种治疗方法都基于这样的观点——BPD 患者很难理解他们的情绪，以及他们瞬间的情绪和想法如何导致各种各样的行为（包括各种冲动行为）。

MBT 背后的理论

心智化通常是从儿童时期逐步习得的（Bateman，Fonagy 2004）。儿童在他们生命的最初几年通过与照料者的互动，在照料者的支持、关怀的互动中不断发展心智化能力。基础理论认为，儿童最初通过一种**镜像**（mirroring）过程开始得知他们的想法和情绪。例如，如果一个孩子和她的父亲在一起并开始哭泣，父亲也许会说："哦，你不高兴吗？发生了什么？为什么不高兴？"因为父亲的询问以及对她情绪的关注，孩子可能会把自己的情绪投射出来并加以确认，从而学到哭泣可能提示是悲伤。这是儿童开始了解自己情绪的主要方法，因为这种方法给了孩子情绪的表达方式，并且让其他人也能够理解和尊重他们的情绪。随着时间的推移，孩子们可能开始使用这种镜像方法，在理论上，开始确认他们的情绪并把这些情绪加以归类。

目前，因为心智化逐步发展了许多年，儿童在完全掌握心智化能力之前，一般经历两种状态，这些状态代表了儿童早期试图了解他们的行为和他们心理状态之间的关系。

这种状态之一为**心灵等同**（psychic equivalence）。在这种状态中，人们认为其他人像他们一样，与他们所做的有着相同的体验，类似于体验外部世界一样（包括其他人），就像直接延伸到你本身。如果你处于心灵等同状态下，你可能认为你了解外部世界的一切事情，因为恰好你有类似的体验。

我们设想你极度害怕在公开场合讲话。有一天，你去听一个演讲。在演讲过程中，演讲者开了个玩笑，只有几个听众笑了，如果你处于心灵等同状态下，你也许认为演讲者当时受到屈辱，并处于惊恐状态，因为如果你是那个演讲者，你就会有这种感受。演讲者不会被听众的反应所干扰的想法丝毫也不会闪现在你的脑海中，因为你把演讲者看成与你的等同状态（或与你有同样的心理状态）。

心灵等同的问题之一是可能产生强烈的情绪反应，因为任何事情似乎都可能涉及个人并产生紧张情绪。想想看就会觉得很难维持自己的生活或拥有自己的体验。如果感觉自己与周围的一切都有联系，对大多数人来说处理都是相当困难的。

人们在获得全面发展心智化的能力前所经历的第二种状态称为**假想模式**（pretend mode）。在假想模式中，你此刻的心理状态完全与外界以及你的其他心理状态无联系。在这种状态下，你也许感到你与自我、你的情绪和你身边的世界真的失去联系了，每件事情似乎都不真实。例如，当一个人没有真正感觉到什么是悲伤并且与现实或外部世界失去联系时，某些假想模式的人也许会想象悲伤到底是什么样子，或者去"尝试"悲伤的感受（假想悲伤）。就好像某人谈论悲伤却没有真正接触到任何真实的悲伤感。其实，假装模式的极端形式基本上与分离症状类似。一般来说，假想模式可能是一种非常不愉快和隔离的体验。

上述这两种状态与心智化又是如何联系的？你可能注意到，这些状态是完全对立的，恰好指向两个不同的极端。一方面，心灵等同指的是你对周围世界的感受是你个人的延伸。另一方面，假想模式则指自我意识与对周围世界的感受被切断或被隔离。

在某种程度上，心智化平衡这两种状态，使你能更好地了解自己和他人。随着心智化的进程，人的内在心理和外部世界似乎是互相联系但又是独立存在的。换句话说，人们知道自己的内在心理和外部世界不是一回事，但是他们也知道两者是有联系的。因此，如果你有能力心智化，你将会了解你的行为（如与别人争吵或挥手）与你的情绪和思维都是有联系的，这些行为会引起其他人的情绪反应（如愤怒或愉悦），而且这些反应又会引起其他人某种方式的反应（如向你喊叫或对你微笑）。

从 MBT 的镜像中看 BPD 的发展过程

到目前为止，我们已经描述了儿童发展心智化是在良好的环境下，通过支持并与有爱心照料者的互动下发展的，问题在于不是所有的儿童都能在理想的环境中成长，也并不是所有的儿童都有机会与支持性照料者互动，所以不是所有儿童都能发展这种能力。人们通过身边某些人学会理解和描述他们的内在状态，并一致性地反馈他们的想法和感受。如果你身边没有这样的人，就是可以给予准确镜像的人，你就难熟悉你自己的想法和情绪。

想象一下，你是一个孩子，你带着愤怒的情绪从学校回到家里，因为另一个孩子在学校里把你的午饭扔掉了。在这种情况下，如果你的母亲提供清晰的镜像，她会告诉你，你看起来很生气，同时询问你发生了什么事情，让你这么愤怒。这时会帮助你了解你的愤怒情绪。相反，如果你的母亲嘲笑你，或者说你的样子看上去让人很恐慌，你可能会很困惑，感觉被误解。这样肯定会使你难以了解什么是愤怒情绪。其实，不精确的镜像类似于我们在 DBT 章节中讨论的无效环境。一般来讲，如果身边的人采用精确方法给孩子们反馈他们的感受和想法，他们会更多地了解他们自己是谁，以及他们的情绪。所以，即使 DBT 和 MBT 以不同的方式探讨这些问题，但这两种治疗方法都基于相同的理念，也就是说，如果照料者不了解你的感受如何，或不能证实你的感受或不知道如何帮助你了解自我，可能会导致许多问题。

如果在你成长过程中，你的照料者不能准确地、一致地镜像出你的内在状态，又会发生什么？根据 MBT 理论，人们对自己是谁的理解是通过与他们父母或照料者镜像的交互作用而发展起来的。因此，如果你的父母或照料者否认你的感受或思想，你可能为自己究竟是什么样的人而感到混乱。实际上，你所发展的关于你是谁的感觉也许与你真正是谁是不匹配的。例如，人们说你是一个外向的人，但你一次又一次地告诉周围的人们你是一个害羞和胆小害怕的人。如果你经常这样认知，即使你并不是胆小害羞的人，但你也会认为你就是一个害羞的人。一般说来，儿童发展他们是谁的意识都是照料者反馈给他们的，如果照料者给予他们不恰当的反馈，可能最后会使儿童处于他们到底是谁的混乱感受当中。最终，他们很难发展出一个稳定的自我同一性或自我意识。

另外，如果你基于不准确的信息尝试发展自我意识时，不仅会对你是谁产生迷惑，而且你还可能感觉与外界隔离或有异己感。不准确的镜像带来的问题是，反馈给你的信息并不是和你相关的，更多的是与反馈者相关的。如果你根据这种不准确的信息尝试建立你是谁的自我意识，最终你对自我的判断也不会正确，就像把一个方木块楔入一个圆孔，这是行不通的。Anthony Bateman 与 Peter Fonagy（2004）使用"**异化自我**"（alien self）来描述基于不准确的镜像发展而来的自我部分。这种自我与真实的自我太不相同了。另外，因为异化自我常常反映照料者对人的消极印象或消极情绪（如失望），所以这种异化自我不仅仅与真实的自我不同并且令人混乱。因为异化自我令人烦恼，大多数人想要竭力摆脱异化自我并将它驱除。

"异化自我"的困境

不幸的是，无论你是否将异化自我作为你的一部分，试图将它保留在内心，或者想要摆脱它，这些都不是解决问题的好方法。如果你的异化自我仍在你的内心，你的自我感觉仍然是分离的。此外，因为异化自我确实是他人的感受以及你的看法（而不是你是谁），好像经常感觉被其他人控制了一样，这可能是一个令人非常不安的体验。

另一方面，如果你尝试着将你的异化自我驱除并进入外部世界[通过一个被称为**投射**（projection）的心理学过程]，你也无法获得解脱。因为异化自我包含着你的照料者对你的负性情绪，将它推向外部世界意味着外部世界将目前存在的负性情绪指向你。一般来说，人们尝试着通过将异化自我推向外部世界从而摆脱他们的自我部分，这要经历外部世界的愤怒、敌意、恐吓，这是另一种苦恼的体验。

心智化与 BPD

心智化与 BPD 有什么联系呢？ Bateman 博士和 Fonagy 博士（2004）认为 BPD 是由于发展心智化失败引起的，这种受挫导致人们自我意识出现许多问题（特别是脆弱的自我结构）。这些自我的问题导致许多 BPD 症状。根据 MBT 的理论，当 BPD 患者在情绪唤起状态或很沮丧时不能够心智化。在这些时候，他们必须凭借其他方式来了解自我或他人的感受。具体地讲，因为 BPD 患者在经历强烈的痛苦期间不能够心智化，在压力期间他们依赖于使用心灵等同以及维持一些自我某些感受的假想模式。其实，许多 BPD 患者的冲动行为经常被认为是一种竭力企图保护自我的斗争，并采用某种方式来处理异化自我的感受。

例如，BPD 患者由于消极和他们内在苛刻的异化自我可能变得不知所措。因为异化自我是非常可怕的，BPD 患者为了惩罚或摧毁异化自身（并且发展一个强大的或完整的自我感受）可能伤害自己。另一方面，一些 BPD 患者也许尝试着通过将异化自我推向外部，进入外部世界（经常被看作是其他人的一部分）而摆脱它。在这种情况下，BPD 患者为了永远摧毁异化自我和所有一切而攻击其他人。按照 MBT 这一理论，这是 BPD 患者人际关系恶劣的主要原因之一。

MBT 中我该期待什么

　　MBT 是一个综合性治疗方法，首先涉及一个部分住院治疗项目。正如我们在第 7 章讨论过的，在部分住院治疗项目中，每周治疗时间介于住院治疗和标准化门诊治疗之间。MBT 部分住院治疗项目提供每周 6 个小时的定式治疗，包括 1 个小时的个体治疗、3个小时的小组治疗、1 个小时的表达性治疗和一次社区会面。

　　尽管截至 2007 年夏天，仅有的已发表的研究是集中在部分住院治疗项目上的，但在发稿时 Bateman 博士和 Fonagy 博士已经在研究一项门诊 MBT 治疗项目，这对大多数 BPD 患者可能更为实用。在这项新的 MBT 门诊研究中，患者每周接受一次个体治疗和一次集体治疗，每周共花费两个半小时的治疗时间。

个体治疗

　　如果你在参加 MBT 个体治疗，你可能期待你的治疗师尝试着让你思考为什么做这些事情，以及其他人对这些行为如何反应。例如，你的治疗师可能要求你考虑他或她对你所做的事情会有何种感受，之后反省这些想法和情绪如何导致不同的行为。你的治疗师还可能花时间思考和谈论你的行为如何来源于你的想法、情绪和欲望。总的来说，一个 MBT 治疗师将会与你共同努力，帮助你了解每个人的行为都是起源于或与某些内在的体验如思维、情感或欲望相关的。

　　你的治疗师也有可能花费大量时间去了解你的行为与你的思维和情绪有何关系，以及你的思维和情绪在治疗中与他或她的行为有什么关系。这种理念是你的治疗师想了解你的行为方式与其他人的行为关系（你的情绪和想法也涉及他们的反应），这也有助于你了解这些关系。换句话说，你将学会如何心智化。例如，你的治疗师尝试了解你在治疗期间哭泣与他或她恰好谈论某件事是否有关，还是由于这种陈述与你的悲伤和恐惧情绪有关？根据 MBT 的原理，你的治疗师努力探讨这些关联性将有助于你开始了解你的行为（如哭泣），如何与你身边发生的事情相联系，以及你对这些事件的反应。

还值得一提的是，像 DBT 一样，MBT 治疗师也会把这些治疗技巧用于自身。一般来讲，MBT 治疗师需要考虑在治疗期间他们的自我反应和行为与心理状态以及咨客的行为如何联系起来。这样，MBT 治疗师才能准确地教给咨客该做什么事，所以心智化的目标适用于每个人。这确实会让你感到你和治疗师是一种合作关系并共同努力，在治疗中这才是真正重要的问题。

最后，切记你和治疗师将会花费大量的时间去了解你的行为和心理状态是如何联系的，而不是假定你们已经知晓了所有的答案或完全理解了患者的体验。这被称为"不知晓"的态度。如何帮助咨客者发展心智化是最重要的。

什么是集体治疗

我们已经在 MBT 个体治疗中谈论了你可能期待的一些事情。因为 MBT 的焦点是增强心智化，你也可能关注在集体治疗中的这些问题。在某种程度上，你可能认为 MBT 集体治疗和 MBT 个体治疗一样——仅是屋子里人更多了！正如我们前面讨论过的，在 MBT 集体治疗中，所有小组成员（和小组长）都采取"不知晓"的态度，并且尝试着了解小组成员的行为如何与小组其他成员的行为相联系，以及如何与他们自己的情绪、思维和欲望相联系。特别指出的是，所有 MBT 小组成员应当考虑其他小组成员的心理状态以及他们自己的心理状态。例如，要求患者考虑一下，为什么他们认为其他成员会有这种做事的感受，或为什么她会采取特殊的方式。因为我们关注心智化（这包括关注与我们自己有关的其他人），所以集体治疗确实为训练这种治疗技术提供了很好的机会。

MBT 的科学证据

我们在本书中为什么介绍 MBT？因为，MBT 就像 DBT 一样，对 BPD 患者是有帮助的。正如我们上文中提到的，关于 MBT 仅有的已发表的研究是持续了 18 个月的部分住院治疗项目。在这项研究中（一项随机对照研究），Bateman 和 Fonagy（1999）比较了 MBT 与在社区常规接受的经典治疗方法。他们发现 MBT 在减少自杀企图、自伤、抑郁和焦虑方面更有效。此外，接受 MBT 治疗结束后 18 个月对上述症状的效果依然存在（Bateman，Fonagy 2001）。MBT 也有助于恢复患者的社会功能和人际关系，并能改善其人际关系和总体社会功能。另外，MBT 有助于减少精神病性症状，像 DBT 一样，也有助于患者在院外持续治疗。所有这些中最重要的是，社会功能、人际关系、精神病症状方面的改善在治疗结束后仍然持续有效，接受 MBT 治疗的患者在治疗结束后 18 个月期间在上述三个方面也显示进一步改善。通过 MBT 治疗的患者在治疗结束后依然有效是非常重要的，因为它告诉我们这种治疗方法的确有助于患者做出有意义的改变。当进入心智化治疗时，我们真正需要的是让患者学会并在某些方面成长起来，使他们不再需要任何治疗。

小　结

MBT 是由 Anthony Bateman 博士和 Peter Fonagy 博士在英国创立的一种精神分析治疗方法。虽然 MBT 最初是一种部分住院治疗项目，但现在已经成为一种门诊治疗方法。MBT 门诊治疗的研究预计在 2007 年夏季完成，有确切的理由表明本疗法是大有希望的。虽然 MBT 不如 DBT 研究得多，但已有研究显示即使是在治疗结束后 MBT 对 BPD 患者仍然有益。

像 DBT 一样，MBT 门诊治疗包括每周一次个体治疗和每周一次集体治疗。一般来讲，MBT 主要的目标是增强心智化过程并帮助患者了解每个人的行为源于思维、情绪和欲望，或与自我的某些经验有关。因为 MBT 是一种精神分析疗法而不是认知行为疗法，因此，与 DBT 相比，MBT 更像是一种"谈话治疗"，不需要更多的技能训练。但是，在治疗结束后，你会从 MBT 中获得与 DBT 同样的益处。另外，即使 MBT 不如 DBT 使用得那样广泛，但我们相信在不远的将来 MBT 会变得更现实可行，对 BPD 患者来说可能是一个最佳的治疗选择。

第 10 章 药物治疗

琼受够了无休止的情绪波动、易怒和激越状态，她特别想找到可以帮助她的一个方法。她最近已经停止使用酒精和药物来解决她的情绪问题，但她现在不知道还有什么方法可以使她感觉更好一点。她去找她的医生，医生建议她去看精神科医生。精神科医生告诉她患有边缘型人格障碍。并告诉她，"BPD 单用药物治疗是不能完全解决的，"还告诉她，"一些药物对 BPD 的某些症状有帮助，但是现在还没有一种类似抗抑郁作用的'抗 BPD'药物。在我们具体实施治疗之前，告诉我你对接受药物治疗有何感想？"

许多 BPD 患者尝试药物治疗，有时候同时服用多种药物。如果你是一个极端情绪化的人，你也许想要知道哪些药物可以帮助你走出情绪的困扰，或者让你感到情绪更稳定或更平静些。你也许已经通过电视媒体了解了某些药物治疗抑郁或焦虑问题，也想知道这些药物是否能对你有所帮助。

本章主要讲述关于 BPD 的药物治疗问题。我们将讨论用于治疗 BPD 的不同药物，以及一些支持或反对使用这些药物的证据。我们还会讨论你考虑服用药物时想知道的一些事情，例如，怎样选择最适合你的药物治疗、药物的副作用以及在药物治疗后如何获得有效的评估。

药物如何起作用

到目前为止，我们已经深入讨论了心理治疗方法（通常为行为、认知、认知行为、精神动力或精神分析疗法）。治疗师运用这些治疗方法通过交谈帮助患者提高生活质量，帮助他们改变行为、思维、情绪，教给他们新的应对技巧，或者帮助他们从过去的事件中走出来。药物治疗与心理治疗不同，它通过改变身体或大脑中的化学物质来帮助人们提高生活质量。

神经递质和不断变化的脑内化学物质

正如你可能已经想到的，精神药物治疗是基于这样一种理论，即一些心理问题源于大脑功能或化学物质出了问题。例如，一些人认为大脑中 5- 羟色胺系统功能紊乱导致了抑郁。5- 羟色胺是一种神经递质，它是大脑中的一种化学物质，调节情绪、饥饿、体温、性活动、睡眠、攻击行为等。

它如何起作用呢？想象有两间屋子（即萨利的屋子和约翰的屋子）与一条狭窄的通道连在一起。这些屋子就像神经细胞或脑细胞。屋子之间的通道就像突触，是两个神经细胞之间的连接区域。我们想象有许多人从萨利的屋子里走出来，相互拥挤吵闹着奔向约翰的屋子，其中一些人会进入约翰的屋子，他们打开灯和炉灶，使约翰的房子变得有活力。这些人就类似神经递质。进入通道的人越多，进入约翰屋子的机会就越大，就有更多的人从拥挤的通道走出来，点亮灯。同样，两个神经细胞间隙（在突触中）的神经递质越多，越有可能激活一个神经细胞。

一间屋子（神经细胞）的活力低可能有许多原因：①从萨利的屋子里出来的人不够多（有效的神经递质不足），②从萨利屋子里出来的人不进入约翰的屋子（神经递质没有与另一个神经细胞结合），③从萨利屋子里出来的人还没有到达约翰的屋子就返回去了（神经递质在发挥作用之前返回到原来的细胞称为再摄取过程）。许多治疗抑郁症的药物就是解决了再摄取问题。为了能让 5- 羟色胺系统正常工作，避免抑郁情绪的发生，5- 羟色胺需要顺利地从一个神经细胞传递到另一个神经细胞。当它不能正常传递的时候，5-羟色胺系统的活性减低，就有可能导致抑郁。解决这个问题的药物被称为选择性 5-羟色胺再摄取抑制剂（SSRIs），因为这类药物阻断了 5-羟色胺被回吸收到原来的神经细胞。

另外一种药物是通过降低某种神经递质的活性发挥作用的。例如，有人认为某些精神障碍（如精神分裂症）与大脑中的多巴胺区域活动增强有关。多巴胺是一种与情绪、愉快体验、躯体运动调节有关的神经递质。主要用于治疗精神分裂症的药物，一般是通过阻断多巴胺受体来降低多巴胺活性的。例如，这些药物会关闭约翰的屋子，使称为多巴胺的人不能进入，这好像在约翰屋子门口站立一个大个子的保镖，阻止所有多巴胺的人进入、开灯。阻碍多巴胺受体并阻止多巴胺与受体结合，从而激活神经细胞（即打开约翰屋子里的灯）。

我们如何知晓药物是否有效

药物治疗是否有效是一个非常复杂的问题。在我们认为某种特别类型的药物对 BPD 患者有益之前，我们应当先回顾一下已有的有关此类药物的研究。你也许会想，"好极了！麻烦事儿来了！"我们不同意这种看法。我们相信你了解与治疗（药物或其他方法）有关的每一件事情，并弄明白它们是否是真实的，这显得特别重要。

人们如何研究药物

为了解关于药物及其药理作用的许多说法，你必须了解人们研究药物治疗使用的不同方法。这里需要深入讨论的内容太多了，我们将重点讨论两种最常见的研究药物的方法。

第一种研究方法是开放性试验，试验者和患者都知道接受哪种药物治疗。当试验者第一次尝试一种新药物时，一般采用开放性试验，或者他们想要观察目前的药物是否对不同的疾病有效时也采用这种方法。该试验与复杂试验相比廉价而又简单，可以让试验者对该药物有一个初步的印象，并决定是否需要对该药物进行复杂试验。开放性试验最大的问题是患者的病情好转有可能是因为他们期待药物有效（这种现象称为安慰剂效应），或者研究者因期待患者好转而产生偏倚，或者研究者暗示患者最终情况比实际情况好。如果有人做一项关于百忧解的试验，发现它对抑郁症患者有帮助，这可能源自不同的原因：①百忧解治疗抑郁症有效；②患者期望好转，所以他们好转了；③研究者的偏倚影响了结果。

第二种研究方法叫做随机双盲对照试验，患者被随机分配到药物组（如百忧解）或安慰剂组（如糖片）。这种试验被称为双盲试验，因为患者和试验者都不知道服用了哪种药物（安慰剂或百忧解）。随机双盲对照试验更加真实，因为它避免了安慰剂效应。如果试验药物比安慰剂有效，很可能是试验药物的化学作用结果，而不是安慰剂效应。因此，在本章后面的内容中，当你看到不同的药物选择时（我们鼓励你这么做），应关注药物测试采用的是哪种试验。

研究包括哪类患者，患者数量有多少

另外一个问题是，你需要考虑参与这些试验的患者与你是否相似。每一个试验都是针对特殊类型患者的。例如，许多抗精神病药物用于 BPD 患者（一般用于治疗精神分裂症之类疾病）的试验只包括有精神病性症状的患者，例如幻觉、妄想状态。所以，这些药物对这类患者有效，如果你没有这些症状，对你可能就没有效果。所以，了解药物对哪种类型的患者和症状最有效显得很重要。最后，你可以对小样本（如不到二三十例患者）研究有所怀疑。如果一个研究包含的样本量很小，那么这些患者的用药感受并不会对你的用药有太多指导作用。一般来说，试验的样本量太少很难总结出药物对广泛人群的影响。带着这些观点，我们讨论一些常用于治疗 BPD 的药物以及它们是否确实有效。

不同种类的药物治疗及对 BPD 的效果

最常见用于治疗 BPD 的药物包括抗抑郁药物、心境稳定剂和抗精神病药物。我们在本节中将讨论这些不同种类的药物，包括它

们如何起效以及有什么副作用。我们还会给你一些有关如何使用这些药物治疗 BPD 的信息。

抗抑郁剂

抗抑郁剂是最常用于治疗 BPD 的药物。它是用于治疗抑郁症的一大类药物的总称。人们使用抗抑郁剂来治疗 BPD，是因为大多数人认为，BPD 患者的抑郁症状和情绪问题是 5- 羟色胺和（或）去甲肾上腺素神经递质出了问题。去甲肾上腺素与警觉、注意、攻击、动力以及战斗或逃跑系统有关。一般认为，抑郁症患者的去甲肾上腺素或 5- 羟色胺活性不足，因此大多数抗抑郁剂都是通过增加神经递质的活性而发挥作用的。

有几种不同类型的抗抑郁剂，它们以不同的方式起作用，我们将在后面介绍。一般抗抑郁剂分为 4 类：三环类抗抑郁剂、选择性 5- 羟色胺再摄取抑制剂、单胺氧化酶抑制剂和新型抗抑郁剂。在下一部分你会看到我们列举了一些常见的抗抑郁药物的名称。在每部分后边的圆括号内的名字可能是你最为熟悉的药物商品名（如百忧解）。需要注意的是，这些药物常常需要一定的时间才会起效。通常情况下，抗抑郁剂真正起效需要 2 ~ 4 周的时间。如果你考虑使用抗抑郁剂需要对此有所了解。

三环类抗抑郁剂（TCAs）

TCAs 主要通过阻断去甲肾上腺素和 5- 羟色胺的再摄取而起作用。这意味着更多的去甲肾上腺素和 5- 羟色胺有效地存储于突触间隙，使得这些神经递质有机会激活另一个神经细胞。这种现象很像约翰和萨利的屋子。我们设想一群人从萨利的屋子里走出来，走向约翰的屋子。但是，萨利的家人希望和这些人多交往，于是他们设法趁这些人没到达约翰家前就把他们叫回来。同样的情况也会发生在神经递质上：它们被释放到突触间隙中，在它们还没有到达邻近的神经细胞并被激活之前，就会被再回吸收到释放它们出来的神经细胞。TCAs 就是阻断 5- 羟色胺和去甲肾上腺素的重吸收过程（被回吸收到原来的细胞）。结果，有更多的去甲肾上腺素和 5- 羟色胺存储在突触间隙，这些神经递质有可能更多地激活某些神经细胞。

与其他药物一样，了解 TCAs 的副作用是非常重要的。TCAs 常见的副作用包括：口干、乏力、尿潴留、头晕、视物模糊、手抖、便秘、恶心。

TCAs 常见的药物有阿米替林（Elavil）、地昔帕明（去甲丙咪嗪，Norpramin）、丙咪嗪（Tofranil）、多塞平（Aventyl）和氯丙咪嗪（Anafranil）。

选择性 5- 羟色胺再摄取抑制剂（SSRIs）

SSRIs（如百忧解）的作用方式与 TCAs 相似。SSRIs 阻止 5- 羟色胺再吸收，这意味着它们阻断 5- 羟色胺在激活另一个神经细胞（突触后神经细胞）前被重吸收回到原来的细胞。不同的是，TCAs 同时阻止 5- 羟色胺和去甲肾上腺素重吸收，而 SSRIs 只阻断 5- 羟色胺。

虽然 SSRIs 的副作用一般是轻微的，但是很常见。这些副作用包括：恶心、腹泻、头痛、焦虑、神经过敏、睡眠障碍、躁动不安、疲劳、头晕、轻度头痛、性功能障碍（包括性欲下降）、震颤、口干、出汗、诱发双相障碍躁狂发作、体重降低或增加、皮疹和癫痫发作。

常用的 SSRIs 药物包括氟西汀（Prozac）、舍曲林（Zoloft）、氟伏沙明（Luvox）、西酞普兰（Celexa）、艾司西酞普兰（Lexapro）和帕罗西汀（Paxil）。

单胺氧化酶抑制剂（MAOIs）

MAOIs 的作用机制与 TCAs、SSRIs 稍有不同。正如我们前面讨论过的，与抑郁症相关的神经递质是 5- 羟色胺与去甲肾上腺素，它们属于**单胺类神经递质**。当单胺类神经递质被释放进入突触间隙的时候（两个细胞之间的空间），在突触间隙的化学物质被降解之前，它们只有很短的时间去激活另一个神经细胞（也就是说，进入约翰的屋子点亮灯）。降解这些神经递质的一种关键物质叫作**单胺**

氧化酶。因此 MAOIs 阻断并降低了突触间隙的单胺氧化酶水平。结果，去甲肾上腺素和 5- 羟色胺降解速度变慢，这些神经递质进入并激活另一个神经细胞的可能性增加。

了解 MAOIs 的副作用非常重要，因为它比其他抗抑郁剂副作用更为严重。一些常见的副作用包括头晕、心脏损害、腹痛、口干、便秘和头痛。如果你摄入的食物和饮料中含有一种叫**酪胺**的氨基酸，就会发生某些严重的副作用。摄入这些食物和饮料可以导致**高血压危象**（血压迅速升高、搏动性头痛、心悸、颈部酸痛、面色苍白、发冷、恶心、呕吐、烦躁不安、胸痛、发热，一些病人会发生脑卒中、昏迷甚至死亡）。

如果你服用 MAOIs，遵照医生给你的饮食要求是非常重要的。你需要避免某些食物和饮料的摄入，例如啤酒、麦芽酒、某些红酒、香蕉皮、豆腐、蚕豆角、某些奶酪、某些肉、某些鱼（尤其是熏鱼）、人参、蛋白质粉、德国泡菜、某种汤、酵母、虾酱等。

一般常用的 MAOIs 包括苯乙肼（Nardil）、反苯环丙胺（Parnate）、异卡波肼（Marplan）和司来吉兰（Eldepryl）。

新型抗抑郁剂

除了我们已经讨论过的抗抑郁药物，现在已经有许多新的药物被用于治疗抑郁症。这些药物以不同的方式发挥作用。内科医生或精神科医生会向你介绍这些药物。

这些药物包括文拉法辛（Effexor）、奈法唑酮（Serzone）、曲唑酮（Desyrel）、米氮平（Remeron）和安非他酮（Wellbutrin）。

抗抑郁剂是如何对 BPD 起效的

大多数用于治疗 BPD 的抗抑郁剂试验研究都集中在 SSRIs 上。这可能是因为这些药物的副作用比 TCAs 和 MAOIs 的副作用少。4 项开放性试验已经提示氟西汀（Prozac）对 BPD 患者有帮助。在其中一项试验中，服用氟西汀的患者对拒绝的敏感性降低，在愤怒、抑郁心境、情绪不稳定（或情绪波动）、焦虑和冲动方面也有所改善。其他开放性试验也发现氟西汀可减少 BPD 患者的精神病性症状、抑郁、焦虑和对人际关系的敏感。

一些双盲安慰剂对照试验也发现 SSRIs 对 BPD 患者有帮助。例如,一项研究发现服用氟西汀的 BPD 患者,在愤怒、焦虑、抑郁方面的改善优于使用安慰剂的 BPD 患者。另一项试验研究了氟西汀对伴有心境障碍或焦虑障碍的 BPD 患者的作用。该研究发现服用氟西汀的患者在抑郁、焦虑和其他精神病症状方面有很大改善。一项关于 SSRIs 对女性 BPD 患者的双盲安慰剂对照研究发现,服用氟伏沙明的患者比服用安慰剂的患者在快速情绪转换方面有明显改善。

通过这些试验,我们会得到什么结论?最好的结论是 SSRIs 抗抑郁剂对减少 BPD 患者的抑郁、焦虑和情绪快速转换有帮助。

服用抗抑郁剂会导致自杀吗

最近你也许已经听说过关于 SSRIs 抗抑郁药会增加患者自杀和自杀企图风险的争议。显而易见,如果你想为 BPD 寻找帮助,这并不是你想要的副作用。因为这些争议,FDA 已经要求医药公司报告临床试验的自杀风险率,比较与服用安慰剂而产生自杀的相关事件,以及服用活性药物的患者发生自杀企图或自杀相关事件的风险概率(一般来说,风险比为 1,提示安慰剂与药物引起的自杀行为比值相同;风险比大于 1,提示服用药物的患者引起自杀行为的风险高于安慰剂组);通过氟西汀的研究已证实风险比接近或小于 1,提示服用氟西汀引起自杀行为的风险与服用安慰剂接近。

研究者最近回顾了不同种类抗抑郁药物的研究,发现抗抑郁剂与患者服用药物时前 9 天的自杀行为有关。目前还没有发表针对 BPD 患者这方面的研究。

以上问题告诉了我们什么?根据研究数据得出的最终结论,我们认为对于某些(不是所有)患者来说,抗抑郁药也许会增加自杀的风险。可能的原因有很多,其中两条特别有说服力。第一,抗抑郁剂起效需要一段时间。开始服用抗抑郁剂的患者寻求心境的迅速改变,当这种改变没有他们希望的那么快时他们会灰心失望。其实,这可以解释为什么在服用抗抑郁药后的前 9 天自杀行为发生的风险率最高。第二，当人们开始感到有些好转（并没有完全好转）的时候，他们有了一定精力，这使他们更容易执行自杀计划。然而，我们确实不清楚为什么在某些患者中服用抗抑郁剂与自杀行为的风险似乎有关。记住这一点非常重要，不管你什么时候开始服用药物，你应当及时地和医生讨论你对这些药物的担心或对这些药物的反应。

心境稳定剂

心境稳定剂是另一类常用于治疗 BPD 的药物。你考虑一下就知道这类药物的使用是合理的。如果 BPD 的主要症状是情绪不稳定，你也许期望心境稳定剂会有所帮助。在这一节中，我们将讨论这种结果是否真实。首先，需要了解一些关于心境稳定剂的信息。主要的心境稳定剂有两种：碳酸锂和抗惊厥药。

碳酸锂

碳酸锂（通常称作锂盐）的应用已经有一段时间了，最常用于治疗双相障碍（见第 5 章对双相障碍的讨论）。该药物对人的情绪有稳定作用。如果你的情绪在高涨和低落之间波动，你会发现碳酸锂会使你的情绪波动平稳下来。某些人不喜欢服用锂盐，是因为他们喜欢情绪高涨，特别是情绪高涨时，锂盐往往降低高涨的情绪。

锂盐对稳定情绪如何起效还不十分清楚，我们只知道它是一种盐类。这意味着它可以调节你的电解质和体液平衡。所以，如果你服用锂盐，需要注意食用盐量和饮水量的多少。锂盐的常见副作用包括恶心、手颤、尿量增加、腹泻、胃部不适、口渴、食欲下降。你应该知道锂盐有潜在的毒性作用。因此，你和你的医生共同找到合适你的锂盐剂量非常重要，除非你的医生告诉你，否则不要擅自更改剂量。一些能够提示锂盐中毒以及危险的副作用包括口齿不清、手颤加剧、呆滞、耳鸣、呕吐、步态不稳、意识不清、视物模糊和烦渴。

抗惊厥药物

抗惊厥药物起初用于治疗与癫痫发作的相关障碍，但是研究者和临床医生发现这些药物还有心境稳定作用。因此，抗惊厥药有时被用于治疗有心境问题的患者，例如双相障碍患者，有时也用于治疗 BPD。目前有许多不同类型的抗惊厥药，但还不清楚它们的作用机制。一些研究发现这些药物通过增加一种叫做 GABA 的神经递质的活性而发挥作用。

GABA 是一种抑制性神经递质，这意味着它减慢或抑制某些脑区的活动。例如一个叫加布的人，进入约翰的屋子，他一进入屋子就直接找到电源器，关闭了所有电源。这大体上就类似于 GABA 的作用。GABA 主要抑制了相关神经细胞的活动。

GABA 的另一个作用机制是阻断了**谷氨酸盐**作用（一种兴奋性神经递质）。谷氨酸盐与 GABA 的作用相反，谷氨酸盐就像打开约翰屋子的电源人。抗惊厥药会限制这个人不让他打开电源开关。阻断谷氨酸盐激活相关脑区。该理论认为，通过增加 GABA 的活性，降低谷氨酸盐的活性，抗惊厥药降低了与情绪波动相关脑区的活动，最终使患者的心境稳定下来。

抗惊厥药的几个常见副作用包括易激惹、脱发、血小板减少（容易有瘀斑）、肝毒性、胰腺炎（胰腺感染）、多囊卵巢综合征（影响女性的月经周期、激素水平、生育能力、胰岛素分泌量、心脏功能和容貌）。需要注意的是这些药物中的某些药物（如双丙戊酸钠或双丙戊酸盐）有**致畸**作用，这意味着对胎儿有影响。因此妊娠妇女应该谨慎应用，需要与医生讨论选择用药问题。

常见的一些抗惊厥药包括卡马西平（Tegretol）、奥卡马西平（Trileptal）、丙戊酸钠 / 双丙戊酸钠（Depakote）、拉莫三嗪（Lamictal）、托吡酯（Topamax）、加巴喷丁（Neurontin）和双丙戊酸盐（divalproex sodium，DVP）。

心境稳定剂对 BPD 的疗效

有些证据表明，心境稳定剂对 BPD 患者有益。例如，有少数研究表明锂盐对 BPD 患者有帮助。问题是大多数关于心境稳定剂的研究都是开放性试验，或试验入组的样本量太小，且研究最多的药物是 DVP。虽然 DVP 比其他心境稳定剂副作用小，但是需要注意的是 DVP 对胎儿有害，所以它并不是对每个人都适用。

有限的研究显示 DVP 对 BPD 患者有益。一项 11 例 BPD 患者的开放性试验研究发现，服用 DVP 8 周后，患者的易激惹和精神病性症状减轻。一项大型的开放性研究入组了 30 例 BPD 住院患者，同样也发现 DVP 对减少精神病症状有效。但是，双盲安慰剂对照研究并没有获得同样的结果。例如，一项研究发现 DVP 并不优于安慰剂。另一项共病双相障碍的 BPD 患者的研究，发现服用 DVP 的患者在人际关系敏感、愤怒、敌意方面的改善优于安慰剂患者。

我们能够得出的最好结论是心境稳定剂对某些 BPD 患者有效，尤其是改善易激惹、愤怒和一般精神病性症状。

抗精神病药物

人们有时候采用**抗精神病药物**治疗 BPD，这些药物是治疗精神病性症状的，最初用于治疗精神分裂症这类疾病。虽然这些药物有时也用于治疗 BPD，但并不意味着 BPD 患者患有精神病。**精神病**是指一组脱离现实的症状群。伴有精神病性症状的患者可能存在幻觉（看到、听到、触到、闻到、尝到现实不存在的东西）、妄想（不正常或怪异的思维），或者有其他症状。另一方面，即使 BPD 不像精神分裂症表现的那样，但 BPD 患者有时也存在顽固的异常思维或信念（如坚信自己很丑或很胖）。因此，某些抗精神病药物对 BPD 患者可能是有帮助的。

抗精神病药物常见的副作用包括镇静／疲乏、低血压、体重增加、体温增加或降低（如多数时间感觉很热）、心脏或心血管系统活动的改变、皮肤色素沉着等其他副作用。某些特殊药物需要特别注意，如氯氮平。如果你在服用氯氮平，你需要定期检测白细胞。抗精神病药物引起的严重副作用包括面部和肢体的不自主运动（称为**迟发性运动障碍**），**神经阻滞剂恶性综合征**（NMS；包括肌肉僵硬、体温升高、血压增高或降低、意识改变）。如果你有这些症状，你需要立即看医生。

有两类主要的抗精神病药物：**第一代抗精神病药物**和**第二代抗精神病药物**。第一代抗精神病药物因其副作用目前已不常用于治疗BPD 了。

常见的一些**第二代抗精神病药物**包括洛沙平（Loxitane）、氯氮平（Clozaril）、利培酮（Risperdal）、奥氮平（Zyperxa）和舍吲哚（Serlect）等。

那么，抗精神病药物的作用机制是什么？目前有许多理论，但是最常见的理论是它们阻断了大脑多巴胺区域的活性。正如我们已经讨论过的，多巴胺与情绪、压力和躯体运动有关。多巴胺系统异常（包括相关脑区多巴胺细胞活性降低或降解）可以导致帕金森病。有些人认为多巴胺活性过高会导致精神分裂症的阳性症状，例如幻觉和妄想状态。虽然抗精神病药物之间有一定差别，但是大多数这类药物都阻断多巴胺受体（就像一个大个头保镖站在约翰的屋子前，阻止任何人进去打开电源）。当多巴胺受体被阻断后，多巴胺不能与相关受体结合来激活神经细胞。

抗精神病药物治疗 BPD 的效果如何

有许多证据表明抗精神病药物对 BPD 患者有帮助。氯氮平就是其中之一，一些开放性试验已经验证了它的疗效。一项包括 15 例伴有精神病性症状的 BPD 患者的研究发现，氯氮平对减少精神病性症状和提高社会功能有所帮助。另一项关于氯氮平用于治疗伴有抑郁和精神病性症状的 BPD 患者的研究，发现氯氮平能有效改善患者的精神病性症状、抑郁、冲动行为和情绪不稳定。还有一项研究发现氯氮平能有效减少伴有精神病性症状的 BPD 患者的自伤行为。

需要注意的是，所有的试验纳入的都是伴有精神病性症状的BPD 患者。因此，很难说氯氮平对不伴有精神病性症状的 BPD 患者是否有效。这些试验中 BPD 患者的情况改善可能是由于他们的精神病性症状得到缓解。此外，许多研究都报告患者出现了显著的副作用，如体重明显增加。

研究关注的另一种药物是奥氮平。一项关于奥氮平用于治疗伴有心境恶劣（类似抑郁症但不像抑郁症那么严重，持续时间长）的BPD患者的开放性试验发现，奥氮平除敌意外对许多精神病性症状都有效。一项双盲安慰剂对照研究表明，奥氮平治疗对不伴有抑郁症、双相障碍和精神病性症状的BPD患者比安慰剂更有效。另一项研究也得到类似的结果。

第三种用于治疗BPD的抗精神病药物是利培酮，但是研究结果不一。一项开放性试验表明服用利培酮的BPD患者的精神病性症状、敌意症状、攻击行为减少。但是，一项双盲安慰剂对照研究发现服用利培酮的患者并不优于服用安慰剂的患者。

我们可以从所有的研究中得出结论：抗精神病药物尤其是氯氮平、奥氮平对BPD的某些症状有帮助，我们不知道氯氮平对不伴有精神病性症状的BPD患者是否有帮助，但我们知道许多抗精神病药物都有显著的副作用（如体重增加）。

药物对BPD有效吗

这个问题的答案取决于疾病和服用药物的种类。虽然临床医生曾经认为最好使用不同种类的药物帮助存在不同症状的BPD患者（如抗抑郁药、心境稳定剂控制情绪不稳；抗精神病药改善认知问题等），但是目前的看法已发生了改变。所有关于药物治疗BPD的研究发现，不同的药物有很相似的作用，即使用于处理不同的症状，但这些药物中的大多数似乎都对情绪不稳定、愤怒和其他精神病症状有效，无论它们是心境稳定剂、抗精神病药还是抗抑郁药。当你认真思考这个结论时似乎觉得很奇怪。你可能认为抗精神病药物应该对精神病性症状有益，而抗抑郁剂应该对心境症状有帮助。可是，精神药理学并不是精确的科学，药物对大脑化学物质的影响也非常不同，但最终对情绪问题的影响是非常相似的。

因此，这将使我们回到起始点，药物对BPD有效吗？最安全的结论是一些药物对BPD的相关症状有帮助，到目前为止还有没有"抗BPD"的药物。2005年Joel在一篇文章中指出，药物对解决BPD的某些问题有帮助，但是不能使这种疾病完全康复。许多专家认为如果你患BPD并正在服用某些药物，你就应该接受某种形式的心理治疗，以便你从医疗中获得最大效益。

药物治疗适合你吗

如果你患 BPD（或者认为可能患 BPD）正在寻找某种治疗方法，你会自问是否确实需要药物治疗。根据我们的经验，一些患者喜欢服用药物来控制症状；另外一些人则无论如何也不愿意服用药物。在这部分内容里，我们将讨论一些你可能会思考的关于药物的话题，我们还将讨论一些你应该向医生询问的关于药物的话题。

调整你的治疗：获得关于药物的信息

我们建议在药物治疗开始前，你应该收集尽可能多的信息。阅读本章是一个良好的开始，但是不要限于此。你应该与你的医生讨论适合于你的药物选择以及各种药物的利弊。如果你准备开始药物治疗，在表 10.1 中，我们列举了你应该向治疗者提出的一些问题。

表 10.1　有关药物的询问

关于你的处方医生经历和经验的问题：

- 对于 BPD 患者的药物治疗你有哪些经历和经验？
- 你过去看过多少 BPD 患者？
- 你接受过治疗 BPD 患者的正规训练吗？

关于药物的疗效问题：

- 你的患者们对药物反应如何？
- 这种药物对我的问题有效吗？
- 有多少患者用这种药物治疗后好转？
- 这种药物对我的问题有益的概率有多大？
- 我该怎么做才能使这种药物对我更有效？
- 服药多长时间会观察到我的变化？
- 药物是如何发挥作用的？

需要注意的问题：

- 如果停药后会发生什么？
- 药物的副作用是什么？
- 哪种副作用比较常见？哪种比较少见？
- 哪种副作用我要特别注意？（哪种副作用会导致严重的后果？）
- 我需要避免同时服用哪些食物或药物（包括酒精）？

有关治疗问题：

- 我该多长时间看一次病？
- 每次看病持续多长时间？
- 紧急情况下能否随时联系医生？如果能，该怎么联系？什么时候联系比较好？
- 怎样知道药物对我有效？
- 如果药物不起效怎么办？是停用还是换另一种药物？或继续服用这种药物而联合使用另外一种药物？

决定是否药物治疗

当你收集了所有的相关信息后，就需要考虑服用药物的利弊。相当常见的是，如果你找医生看病，很快会拿到处方，可能你还没有真正考虑药物治疗的利弊关系就到药店买了药。或许你迫切想得到治疗，所以任何药物你都急于尝试。这都是不正确的。相反，你应该坐下来认真考虑一下然后再做决定，就像你决定选择心理治疗一样。下面是你决定药物治疗是否适合你时，需要考虑的一些问题：

- 药物治疗的利弊有哪些？
- 你的社区是否有可以给你提供专业药物治疗的人（具有专业知识和经验的人）？
- 适合你的生活方式、饮食习惯、饮酒习惯等的药物有哪些？
- 停用药物后的复发问题有哪些？

- 药物的费用是否在你的保险或者医疗计划内？
- 漏服药物的结果有哪些？
- 服用的药物多长时间起效？
- 药物的一些副作用，你是否可以承受？

　　下面是关于药物利弊的表格（表 10.2）。在有利的一栏中是所有可能从药物中得到的益处。例如，你可能在有利的一栏中写道："改善我的情绪，感觉更加稳定，感觉我可以更好地生活。"在有害一栏中，写着所有关于服用药物的弊端，例如："体重明显增加，其他不希望出现的副作用，很可能需要服药很长时间。"然后，看看表格的内容，决定你是否还想服用药物，无论你的决定如何，一定将你的意见告诉你的医生。

表 10.2　药物治疗的利与弊	
药物治疗的有利方面：	药物治疗的不利方面：
■ 我可能感觉好些。 ■ 它可能改善我的情绪。 ■ 我可能会更好地恢复功能。	■ 药太贵了，不在我的医保之内。 ■ 我必须禁用某些食品。 ■ 我可能要服用很长时间的药物。

对你的治疗负责：弄清药物是否起作用

　　我们还建议你与你的处方医生一起讨论采用一些方法来监测药物是否有效。通常，服用药物的患者经常与他们的精神科医生或内科医生定期会面，以评估药物的效果。复诊时间一般 15 分钟到1 个小时左右。医生会简单回顾你的症状和服药过程中出现的副作用，讨论心理治疗问题，以及对生活中的问题或所有这些事件中的问题提出建议或给予帮助等。如果你与医生一个月仅见一次面，你怎么会记得过去 30 天中都做了什么呢？怎么能够在短暂的会见期间把这些事情提供给你的治疗者呢？因为我们中的许多人对回忆上周的事情都有困难，更别说数周以前的事情了。

所以，如何努力才能记住这些基本的事情呢？我们认为采用有助于自我监测情感、思维、行为和症状的一种方法对你来讲是很重要的。你可以在表10.3看到这种记录的例子。在这个表格上你可以看到许多BPD患者面对的一些难题（如自杀观念、自伤、冲动行为、情绪痛苦）。如果这个表格适合你，你可以随意使用它来记录你的症状和你希望改变的问题。如果没有包含你面临的问题，你可以随意更改填写适合于你的问题。如果你决定使用这个表格，我们建议在你服用药物之前就开始使用，甚至可以在你开始服用药物前数周使用，这样可以让你体验自己未服药时的状态。

记录你开始服用药物的日期（同时记录你服用哪种药物），然后连续记录你的体验。我们还建议你在每天的同一时间填写表格。选择适合你的时间，把它提到你的日程和计划上来，并开始管理你的康复过程。

表10.3 症状监测记录

指导语：

本表格用于记录你的症状和体验，以及如何与你的处方医生进行沟通，也可用于记录当你的药物改变时，你是如何做的，或不服用药物时，是怎样维持的。你可以根据你的具体症状和问题更改此表格记录。比如，如果没有自杀行为或自杀观念的问题，你可以在表格中填入其他内容。

每天睡觉前填写这个表格，以便记录你大脑中的清晰印象。列表中包括0～5个等级，0表示没有症状（没有情绪痛苦、自伤欲望等），5表示最高级别。列表中还包括"是/否"评定，如果有，就回答"是"（例如，如果有冲动行为回答"是"），如果没有，回答"否"。

表 10.3　症状监测记录

时间	情绪痛苦 0～5 级	冲动行为 是/否	自伤欲望 0～5 级	自杀观念 0～5 级	自伤 是/否	服用处方药物 是/否	副作用 0～5 级	药物变化 是/否
周一								
周二								
周三								
周四								
周五								
周六								
周日								

注意（记录有关药物的副作用、症状和其他重要的体验）：

小　结

我们希望本章对你有所帮助并提供丰富的信息。我们囊括了大量信息，并总结了我们的讨论重点：

- 神经递质是你大脑中的化学物质，可影响脑细胞（神经元）的活动。
- 药物会改变你的神经递质活动。
- 为了弄清药物是否有帮助，我们最信任的是双盲安慰剂对照研究，包含 BPD 患者的研究。
- 最常用于治疗 BPD 的药物包括抗抑郁剂、心境稳定剂、抗精神病药物。每类药物都有副作用，某些副作用较其他副作用可能更严重。
- 抗抑郁剂、心境稳定剂和抗精神病药物都显示对 BPD 有一定作用，但还没有"抗 BPD"的药物。
- 搜索药物的信息对掌控自我的治疗很重要，要全面考虑是否决定药物治疗。你应该与你的处方医生一起讨论药物的疗效问题。

第 11 章　自杀观念的处理

爱丽丝简直走到了生活的尽头，她刚刚被解雇，回到家后，希望放松一下并得到一些支持，却发现她的男朋友和另一个女人躺在床上。爱丽丝觉得心都碎了，感觉被彻底背叛了。几天过后，她的男朋友搬出去了。爱丽丝坐在客厅里，感觉非常孤独，考虑如何才能找到工作，让自己不要陷入经济困境。她感到无比地悲伤和孤单，开始认为人生很无望，没有什么事情可以变好。然后她想到了自杀。

如果你与我们一起读这本书，你可能想知道做哪些事情会解决你的问题。我们已经讨论了什么是 BPD，BPD 所带来的各种各样的问题，如何得到治疗，治疗的种类有哪些。但是，即使你希望尽快得到治疗，你还是应该了解一些你能够做的事情，这有助于处理情绪、面对生活压力和应对 BPD 某些相关问题。

我们之所以在本章节讨论自杀问题是因为，如果你自杀了，其他任何方法就都没有用了。你自助的最重要的方法就是要好好活着。治疗也一样——如果你不活着，治疗不会对你起任何作用。正如我们在第 6 章中讨论过的，自杀观念在 BPD 患者中很常见。如果你正在考虑自杀问题，你可能在大部分时间里非常痛苦。你可能认为结束生命是解除痛苦的一种途径。这种想法听起来很熟悉，那么假设一下：所有的事情都一样，与其结束生命，不如活着并学习一种不那么痛苦的生活。当我们讨论这些技巧时切记，考虑自杀和试图自杀最终会使你的生活变得更加痛苦和困难。因此，本章的目的是帮助你学会应对自杀观念（并且不去执行）。

当你有自杀观念时应采取的措施

如果你经常存在自杀观念，想打破这个思维习惯可能很困难。每当有较大的事件发生时，你的大脑都习惯性地想到自杀。或许已经把自杀当做一种慰藉方法，类似于某些事情落空或变得糟糕时所惯用的逃避方法。其实，对于某些人来说，考虑自杀更好像是一种思维习惯，一旦不好的事情发生了，立刻想到死！当然，要改变这种思维习惯是非常困难的。有时候，这些想法特别迅速，你都来不及阻止它。因此，不要期望使用这些技术后你就不再想到自杀了，那是不可能的。但是学会不去执行自杀的想法，自由地选择做些什么还是有可能的。下面，我们将讲述一些当你存在自杀观念或想要自杀时应该采取的方法。

从"致命手段"中逃脱

一旦想到自杀，你首先要做的就是从**致命手段**（你使用自杀的任何物品）中逃脱出来。许多经常考虑自杀的人很清楚如何才能死亡。如果你知道将要做什么，你要确保能立即从那些致命的手段中脱离开。如果你没有自杀工具或方法，就很少去执行自杀。下面是一些免于自伤行为的方法：

- 如果你打算过量服药，那么离开家并远离你的药物，将药物扔进马桶，或让他人保管起来直到危机过去，或者将药物锁起来让你冲动时难以实现。
- 如果你想用刀或其他锐利的物品伤害自我，可将这些东西移出你的房间，或者你自己离开这些物品。
- 不要购买用于伤害自己的工具。
- 不要在让"偶然"的驱动下去商店购买剃刀片或药物。不要"偶然地"在经销商那里购买过量的药物在家里结束生命。

考虑你真正想要的是什么

当你有自杀想法的时候，我们建议你首先思考你真正想要的是什么。你是真的想死呢，还是想要感觉好一些，或是想摆脱一些困扰你的问题。Marsha Linehan 在她的一个 DBT 视频中说："考虑自杀问题意味着你有困境。"大多数 BPD 患者说他们企图自杀是为了逃避情感，或者让其他人感觉更好些。你可能也是这么想的，如果自杀了会感觉更加平静，再也不用面对你的问题，别人也再不会担心你了。

如果你能用非死亡手段解决这些问题，你还会想死吗？如果有一些方法可以让你更加平静或满足，让你更好地掌控生活并解决你的问题，你还会想死吗？如果你正在考虑自杀，弄清你真正想要什么。你应从下列步骤开始思考：

1. 思考："哦，一个关于自杀的想法。这一定意味着出了什么问题。"

2. 弄清问题是什么　这个问题可能是任何事情。可能是刚刚发生的非常痛苦的事件（例如，刚刚和你的伙伴分手），你感觉很糟糕并且不知道该怎么办。或者你已经抑郁很长时间了，但想不到摆脱的方法。这里最重要的是，你要开始思考促使你产生自杀想法的原因。

3. 弄清你需要什么　正如我们前面提到的问题，很多时候你只是想要解决你的问题，或想要感觉更满足或平静。所以，对你自己说："我不想死，我只是想要_____。"在空白处填上你最初的愿望，例如"感觉更平和""感觉更好""逃避我的情感""阻止思考我的问题"或者"找到做事情的更好方法"。

4. 弄清楚除了自杀以外，你应该做些什么来满足你的需求如果你想不到更好的方法，采用本书中的一些技巧（见第 12 章）可找到帮助你的其他方法，如找朋友或能够给你建议的其他人，如果你有治疗师，可以与他谈谈你的想法。

5. 切记自杀是临时问题的一个永久性解决方法　生命中充满了各种可能。解决你问题的方法就在周围的某一个角落。如果你自杀了，你将永远不会得到自己想要的。

当我们看到有自杀想法的人时，首先会问他："你想去死，还是想要马上逃离你的痛苦？"我们这样询问时，每一个人都会说："我想要逃离痛苦。"没有人说："我想要死。"患者告诉我们，他们自杀的目的不是想死，仅仅是因为没有其他更好的方法让他们感觉可以解决他们的问题。这样，人们有时把自杀看成是解决问题的方法，而不是问题所致。但要切记，还有许多其他解决问题的方法可以摆脱痛苦，你所要做的仅仅是找到这些方法。为此你可能需要一些帮助，即从治疗师、朋友、家庭成员、危机管理者或自助书籍（如本书）那里获得帮助。

改变处境

你可能感觉很惊奇，当离开你现在的环境进入另一个不同的环境时，竟会使你有很大的改变。如果你在家里想自杀，离开家去其他的地方，最好是有很多人在的地方（如酒店、咖啡馆、购物中心、图书馆、大学等）。但是有几个重要的问题值得注意：不要花费时间考虑去哪里，你只管去就可以；一旦你认为需要离开你的住所（无论你在哪里），马上选一个安全的地方并且在你还能离开的情况下尽快离开——在说服你自己不离开之前！到达你要去的地方之后，注意你身边所发生的事情，而不是一直关注你脑海里想的事情。关注你身边所有的情景、声音、气味并感受它们的趣味，这样会使你从不同的视角体验这个世界。

当你想自杀并且需要立刻改变你的环境时，下面是你可以考虑去的一些地方（表 11.1）。

表 11.1　想到自杀时可能去的地方

- 购物中心
- 咖啡厅
- 饭店
- 热闹的公园（白天时）
- 海滩
- 图书馆

- 社区活动中心
- 健身房
- 大学的学生会大楼
- 动物园
- 朋友家里
- 邻居家里
- 亲人家里

思考存活的理由

有助于你应对自杀观念的另一种技巧是考虑不自杀的重要理由。在 19 世纪 80 年代，Marsha Linehan 和她的同事编写了一个调查问卷——"生存理由的问卷"。这个问卷包括许多人们不自杀的重要理由。基于 Linehan 的工作和与我们与来访者的交流，表 11.2 列出了帮助人们不自杀的各种理由。

表 11.2　生存的理由 / 不自杀的理由

- 坚信你最终会生活得很好，并用其他方法来解决你的问题。
- 自杀会伤害到你的家庭。
- 自杀会伤害到你的孩子、伴侣、朋友、宠物和你在乎的其他人。
- 恐惧死亡。
- 担心自杀失败结局会更糟糕（如瘫痪、躯体损害、躯体疾病如慢性疼痛等）。
- 害怕疼痛。
- 自杀违背宗教和道德。
- 忧虑他人的反对。
- 如果你想要自杀，害怕有其他可怕的事件发生（如下地狱）。

你考虑不自杀的理由是非常有益的。浏览上述列表，看看这些理由对你是否很重要。然后，列出你自己的理由清单。例如，想想自杀会影响你所关心的人，会对你的孩子、家人和宠物造成不良影响。想想你的孩子、父母、同伴或其他亲近你的面孔，如果这些人发现你自杀了，他们的面孔是什么表情。想想这些理由会使你的未来充满希望，让你有勇气——告诉自己通过获得这些理由，会使消极现状得到改变。因此，让你关注生存的理由是很重要的，而且要把这些理由与活着联系起来。我们发现即使在危机的高峰期，当想到孩子或宠物，或者仅仅有一线希望，都足以帮助你停止自杀。

采取行动并挑战无望的想法

许多研究表明，对未来绝望的想法可预测自杀观念和行为（Brown et al. 2000）。自杀的人往往比不自杀的人对他们的生活感到更绝望。更具体地说，与不自杀的人相比，自杀者很少想未来会发生积极的事件，他们总是想着消极事件将会发生。

当你陷入消极情绪的泥潭时，清醒的思考是非常困难的，绝望的想法会主宰你。如果在绝望时刻，思考有希望的事情对你来说非常困难。你会发现你往往会"阻碍"任何有希望的想法，例如说："我不相信那些，一切都不会改变。"因此，我们提示当你陷入情感危机时，最佳方式是马上采取行动处理这些绝望观念，以避免绝望的行为。

当你感到绝望时，最好的行动是告诉你自己一切都会改变的。你可以使用的方法之一是应对绝望观念而采用"相反的行动"。在Marsha Linehan 的辩证行为疗法中，帮助人们应对情绪的重要技巧之一叫作"相反的行动"。它是指做些与你想法相反的行动方式。如果你对某人感到愤怒，想和他争吵，相反的行动就是对他友好。如果你害怕并且逃避某种情境，相反的行为就是留在这种情境中。这可能让你想到《宋飞正传》（Seinfeld）中 George Costanza 决定做与平时情境完全相反的事情。当然这还不是一回事（如果你这样做了，也不会变成一个又矮又壮的秃子），但这种策略对处理绝望观念是有益的。如果你认为事情是令人绝望的，那么就采取与绝望观念相反的行动。比如，当你感到充满希望并且事情会好转时你会有什么样的行为。然后，立即采取行动让事情好转。生活中的问题也许不会马上得到解决，但是做一些事情可以让你感觉更好，从而迈出解决问题的一小步，或者努力接受你生活中所发生的事情。因此，当你有绝望的想法时，可采用我们在第 12 章中描述的应对技巧，选择其中之一去执行。给朋友打电话，与你的治疗师交流——尽你所能了解第一步该怎么做。朝着事情转好的方向迈出哪怕最小的步子也可以使你有所改变，并给你带来一切皆可改变的希望。

然而，在此需要警示的是：这只在你真正关注所发生的事情时才会有效。不要迈出了一小步，却又花费全部时间去思考可怕和绝望的事件，去考虑你多么想自杀。你应该马上让你的眼睛和想法去关注你身边正在发生的事情，关注你正在迈出小小的却是重要的一步。

让这些想法有来有去

另一个有益的技巧是让这些自杀想法有来有去。事实上你有自杀的想法并不意味着你会执行这些想法。它们只是想法即大脑的活动。我们都有一些永远不会去实现的想法。你可能会对你的老板很生气，想和他吵架或者朝他扔东西，但是（我们希望！）你不会执行这些想法。我想，我们宁愿吃比萨饼或坐在海滩上而不是写这本书，如果我们实现了前面这些想法，现在你就不会读到这本书了。

想法仅仅只是想法。有时，它们是很有说服力的。它们的表达和感觉很真实，就好像自杀也是一件需要做的事情。但你有自由让你的想法随意来去，而不必执行这些想法。你可以使用下面这种方法做一个练习（类似于 Steven Hayes 博士的接受和承诺疗法中的一些练习）。

你想象自己正躺在一大片绿色田野上看着天空。这是平静的一天，有温暖的阳光，一丝微风轻轻吹过。在天空中，你看到朵朵云彩飘过。想象着将你的思绪写到每片云彩上，看着这些云彩飘走就好像把你的思绪也带走了一样。让它们飘走，但你不要跟随着任何一片云彩（或想法）游走，只让它们自己慢慢地离去。

使用下一章提供的情绪应对技巧

正如我们上面所提到的，许多 BPD 患者企图自杀是因为他们希望借此逃避强烈的情绪痛苦或悲惨的生活。切记，虽然我们不知道自杀是否有助于摆脱情绪，但我们知道，自杀的人自始至终会有同样的感受。为了获得你想要的生活，你必须活下来！所以，如果你想要寻求很好的感觉，我们建议你使用这些有效的技巧。在下一章我们将讨论其中的一些应对技巧。

小　结

当爱丽丝发现自己有严重的自杀观念时，她停下来想："稍等，我真的需要这样吗？我是想死还是想要减少恐惧、孤独和挫败感？"事实上，她真正想要的是减少恐惧、孤独和挫败感，但她不知道该怎么去做。她曾经想一次服下所有的药物，但却发现最好的选择是扔掉药物或远离自己的房间（或者两者都选）。因此她离开了住处，去了附近的一间咖啡屋，买了自己最喜欢的巧克力、羊肉面包，坐下来看着窗户上滑落的雨滴。她听着身边人的谈话，感觉孤独减少了。但是这还不够。爱丽丝打电话给她的朋友莫莉，告诉她自己现在很难过，莫莉很快就出现在咖啡屋。爱丽丝说出了将要发生的事情，莫莉带有支持性的倾听，并给了爱丽丝应该做些什么的建议。之后，爱丽丝仍然感到工作压力很大，而且对分手的事件感到很悲伤，但她不再想自杀的问题，她感到有一丝好转的希望。

在本章中，如果你正在考虑自杀，我们提供了一些可以帮助你活着的技巧。这对你来说非常重要，如果你不存在了，我们在下一章讨论的应对自杀的技巧也就没什么用了，下面是本章提供这些技巧的小结。当你正在考虑自杀时应做以下一些事情：

- 离开你可以采用的自杀物品。
- 改变你当前的环境，去其他难以自杀的地方。

- 提醒自己存在自杀观念意味着存在问题。思考自己是什么问题，如何才能解决这个问题。弄清你自杀的真正目的是什么（如逃避你的情绪），并朝着这个方向努力解决这个问题。
- 从他人那里得到帮助。
- 思考活下去的理由。
- 付诸行动，挑战绝望的想法，并采取有望的行动。
- 让自杀观念有来有去，它们就好像天上的云彩飘来飘去。
- 使用应对策略来管理你的情绪，这会使你的感觉更好（详见第 12 章）。

第 12 章　如何管理你的情绪

约翰因强烈的情绪不稳定而苦恼。即使是一件很小的事情（如被他人看上一眼或语气稍严厉一点）也会让他的情绪陷入低谷。他太情绪化了，总感觉自己与周围人不同。在心烦意乱的时候他不知道该做些什么。他意识到自己需要找到一些有效的应对情绪的方法。

在本章中，我们将讨论一些有效的控制情绪、渡过难关的方法。如果你认为自己患有 BPD，或者他人说你有 BPD，可以试着按照第 7 章给你的建议去寻求专家的帮助。然后，无论你是否找到恰当的治疗方法，还是等待治疗开始，或者已经开始治疗，你都可以采用本章提供的技巧帮助自己控制情绪。当然，你可以自助解决情绪问题，但还没有证据表明单用自助方法就足以治疗 BPD。

你可以采用的一些应对情绪的技巧

目前我们已经了解到 BPD 患者所面临的许多问题都与情绪有关。一个情绪化的人本身并不是什么问题，问题是一些 BPD 患者应对情绪的方式不恰当。如果你患有 BPD，你会发现你做事很冲动（如吞服药品），在你感到痛苦时会伤害自我，或不惜一切代价来逃避情感的困扰。正如我们前面提到的，虽然这样做在短时间内有效，但时间一长它们将会造成更多的问题。自伤会让你感觉暂时好转，但是它会伤害你的自尊，留下永久的伤痕，你会一直把自我伤害当作应对困难的一种方式。逃避你的情感问题在短时间内也许会有效，但从长远来看，如果总是逃避你的情感问题最终将会感觉更糟糕。逃避会阻碍你解决你的情绪问题。在本章中你将学到更有效的情绪管理方法。

本章讲述的理论是另一种更有益的情绪管理方式，而且没有副作用。下面讨论的许多方法直接来自 Marsha Linehan 的辩证行为疗法的实践。如果你相信这些技巧有益，你可能也会对 Linehan 的《边缘型人格障碍技巧训练手册》（1993b）感兴趣。

练习即刻接受你的情绪和处境

一天，玛丽在工作的时候滑倒了，一块破碎的光盘扎进她的脊柱。自从受伤后，玛丽就一直遭受慢性疼痛的折磨，这种疼痛一发作就会持续几个小时不缓解。她已经在背上做了 2 次手术，但是这丝毫没有使疼痛缓解或消除。即使镇痛药物也不能长时间有效，它们只是让疼痛变得迟钝些，使她陷入一种模糊、昏睡的状态。她停止了以前喜欢的活动，如打高尔夫和网球。如果她久坐，站起来就会很困难。玛丽还有个初学走路的孩子叫山姆，她再也不能抱他了。第二次手术失败后，她感到非常绝望，她告诉她的治疗师："我受不了了！我不相信这一切都会发生在我身上。我实在受不了这种长期的绝望、愤怒和恐惧的情绪。我不想活了。"

解决情绪的最简单（但难度大）的方式是练习接受你体验到的感觉，接受你所处的困境，或者接受发生在你身边的不愉快的事情。我们说"练习"是指这是为了接受你的情绪（或者其他类似的事件）需要你努力去做的事情，而不是你已经做到的事情。接受的方法不像完成一门课程或者通过一场期末考试；它更像是打扫房间，接受的这种做法不能停止，你需要一次又一次地做此事。但是，与清理房屋不同的是，你不能让其他人代替你接受你的情绪。

那么，接受你的情绪需要做些什么？那就是让它们顺其自然。接受就是阻止改变、逃避、抑制或消除你的情绪变化过程。你只能让你的情绪顺其自然存在，因为它们本身就是自然存在的，你还有其他选择吗？如果发生了一些事情让你情绪不好，实际上就是感觉不好。努力摆脱或者试图以某种方式逃避这种情绪常常会导致更多的问题，或使人们去做更多的痛苦事情。因此，如果练习接受你的情绪变化，那么你的情绪就不会给你造成太多的问题。就像我们在上一章讨论的绝望想法一样，你能够让你的情绪来去自如，不必以任何方式去付诸行动就好了。Steven Hayes 在他的书中写到，与情绪作斗争就像与一个强大的怪物进行一场拔河比赛（Hayes Strosahl，Wilson 1999），接受就是扔下绳子并且让这个怪物顺其自然。

　　想象你生活在一个多雨的地方，你很讨厌下雨，但是天仍然会下雨。雨下得越多，你就越讨厌。你如此讨厌下雨以至于你拒绝承认一直在下雨这个事实。所以，你出门不穿外套，让天窗敞开，漠视那些谈论天气潮湿的人。不久人们开始躲避你，因为每当他们谈论天气时你就变得很奇怪，并且你的衣服总是湿乎乎的。每当你恢复理性并关注下雨天时你都会更加烦恼。你认为不停地下雨是多么糟糕的一件事情，你真悔恨自己当初为什么决定在一个多雨的地方生活，并且每次在新闻上看到天气预报都让你感到恐慌不安。

　　如果你患有 BPD，你可能会对情绪做一些类似的事情。其实，即使我们不患 BPD，我们中的许多人也总是这么做。从另一方面来讲，接受下雨，应该是看着窗外说："是的，天正在下雨。我也许不喜欢它，但是正在下雨，天气就是这样。"接下来你会发现，你也可以对情绪反应做类似的事情。"接受"并不意味着"喜欢"。你不必喜欢你的情绪，但是，如果情绪出现时你能努力地接受它们，你会发现心态更加平静。你也许还会发现你更有能力去做一些必要的事情来减少你的痛苦（如穿上雨衣）。

　　下面是需要记住的关键问题：接受不是屈服、放弃或者顺从情绪折磨以及对生活无望（Linehan 1993b）。接受不是丢弃你的救生衣，跳入绝望的海洋。接受只是不与过去所发生的事情对抗，换句话说，就是你不能与改变不了的一些事情或者**当下**正在发生的事情进行抗争。

　　一旦你接受了使你烦恼的事情，你就可以努力去改变它。例如，你接受了你已经被开除这一事实，你才能够努力去获得另一份工作。你能够接受在他人面前讲话时的焦虑，你就会去寻找减少焦虑的方法。或者你能够接受你存在的健康问题（如糖尿病），那么你就会设法去改善你的健康问题。

所有这些听起来都很有道理，但是如何才能做到呢？有许多方法练习接受情绪和接受生活的方方面面。下面，我们列出一些例子：

- 把你的情绪看作可以随意来去。情绪一般伴随身体的感受而来（例如，焦虑伴随心跳加快或者胃痉挛）。把这些躯体感受看作可以随来随去。只观看它们，并且让它们随风而去，不必试图改变它们，也不要评判它们（例如，不要给它们贴上"坏"或"糟糕"的标签）。
- 对自己说，你接受你此刻的所谓感觉，说："我接受此时＿＿＿＿＿＿＿＿＿＿＿＿的感觉。"
- 对自己说你接受已发生的使你不愉快的任何事件。例如，在第 11 章爱丽丝的案例中，她可以说："我接受我已丢掉工作。"你也能努力接受你失去伙伴或家庭成员，患严重疾病，曾经遭受虐待或者仅仅是应对令人烦恼的日常琐事。
- 当你发现自己遭遇困难时，大声说出让你烦恼的事件（例如，"我被开除了""我朋友和我分手了""我没有足够的钱""我的体重比我想的重要"）。
- 写下你的感受并看看你写了些什么。
- 吸气，在脑海中对自己说"接受"这个词；然后，呼气，再一次说"接受"。让你的情绪伴随着呼吸而缓解。（这种呼吸技巧在 Linehan 的技巧训练手册中"忍受痛苦"的一章中讲过。）

如果你愿意了解更多的接受技巧，我们推荐 Linehan 的《边缘型人格障碍技巧训练手册》（1993b）或者 Hayes 的《从你心中走出来并进入你的生活：新的接受和承诺治疗》（2005）。

　　玛丽的治疗师了解她的痛苦和忧伤，建议她们一起练习接受的方法。起初，玛丽说："你疯了吗？你想接受它，我却做不到。我不能接受事情总是如此。"玛丽的治疗师告诉她，你不必接受事情总是这样。你仅仅努力接受已经发生了的那个事情的事实，并尽可能关注不是十分痛苦的那些时光（当她的后背不是特别疼痛时）就够了。她的治疗师还建议她努力接受她的情感反应（愤怒、忧伤、沮丧），因为这些反应都是巨大压力环境下产生的正常反应。一段时间后，玛丽发现她开始接受她的后背受伤这一事实了，当她感到悲伤、愤怒、沮丧时，她也不再试图摆脱这些情绪，就让它们顺其自然吧。她仍然希望人们会有方法治疗她的后背的伤痛，但是现在她已经学会忍受痛苦，并且开始学会享受不痛的时光。

分散注意力

　　当你感觉心烦意乱时，有时解决你情绪的最好方法是关注其他的事情。分散注意力就是关注其他事物，让你的注意力从烦恼的事情上转移开。你可以用很多种方法来分散你的注意力。下面我们列出了一些分散注意力的方法。这些方法许多都是来自于 Linehan 对 DBT 的研究（Linehan 1993b）。

- **想想其他事情（Linehan 1993b）** 从 100 倒数到 0；从 115 开始减 7 直到余 3；数天花板上的小洞，数房间里的地板砖，数钟表的咔嗒声；试着从字母表的每一个字母开始联想动物或城市的名字。
- **做一些事情让你的思维活跃起来** 做猜字谜游戏或者其他活动，让你的大脑参与其中（例如，九宫格、数学题、字谜、视频游戏或电脑游戏）。
- **做一些工作** 找一些你必须完成的工作，把精力完全投入进去（例如，打扫房间、洗碗、买食品、帮助他人做些事情、整理庭院、洗衣服）。当你做这些事情时，尽可能地保持注意力集中，不仅要关注这些家务杂事，而且要让自己全身心地投入进去。

- **做些你喜欢的事情让自己忙碌起来**　例如，你可以进行艺术或工艺活动（即使你不是艺术家），你不必画一幅与莫奈同样有价值的作品，可以在图画书上画些简单的调色，画一幅素描肖像或者做一个美术剪贴。如果你喜欢武术或其他体育运动，就去做这些事情，或走出去，在一个令人愉快的地方散散步，去你最喜欢的饭店或咖啡店，或者花时间与你喜欢的朋友在一起聊聊天（你甚至可以打电话、发信息或者E-mail）。

- **运用你的想象力（Linehan 1993b）**　你可以想象在最喜欢的地方度假（也许在加勒比海的海滩上），真正地让自我沉浸在幻想之中，想象你已经成功地解决了你的问题，想象你在一个非常平静的地方，例如坐在一个微风和煦的草地上；想象你在幻想世界中所有的感觉体验（看到的、听到的、闻到的、尝到的、触到的）。

- **听一些音乐能让你摆脱当下的情绪**　例如，如果你觉得悲伤或情绪低落，听一听响亮动感的音乐，如果你感到焦虑、紧张或愤怒，听听温柔舒缓的音乐。这与 DBT 中分散注意力的原理一样，你所做的事情可引发你"相反的情绪"（Linehan 1993b）。

- **观看吸引你的电视节目或电影**　选择一些与你当前情绪相反的内容。例如，如果你感到悲伤或者某些情绪使你动力下降，就观看一部令人激动（如悬疑片）或搞笑的电影或电视节目。另一方面，如果你感到愤怒、焦虑、紧张或者压力过大，就观看一些令人轻松的电影。

- **走出去并做一些事情**　做些引起你注意力的事情和活动。叫上你的朋友一起出去，让你的心理杂念释放出来，轻松一些。

- **做些刺激你 5 个感官的事情（Linehan 1993b）**　如果你想从一个非常强烈的情绪中走出来，让一些强烈的或不同寻常的事情进入你的内心环境是有益的。它可能引起你的关注，使你不再关注你的情绪。这种技巧可以在 5 个感官中任选一种。这些技巧（列举以下 5 个感官）来源于自 Linehan 的技巧训练手册中的自我安慰技巧。在书中可见对这些技巧的拓展性讨论。

- 味觉　当你感到悲伤时，吃一些味道较浓的糖果。如肉桂糖、柠檬糖、薄荷糖都是较好的选择。人们发现吃酸咸味的马铃薯片也是有益的；将一片马铃薯放在你的舌尖上，让它在舌上停留一会儿，慢慢体验这种感觉。

- 触觉　关注不同质感或温度的东西。让凉水或热水从你的手上流过。在你手上放一块冰直到它被融化掉，或采用很热的淋浴水（但不至于烫伤）；尽可能紧紧地抓住椅子，感觉手臂肌肉的紧张；触摸你身边不同的物品，如钥匙、打火机、家居饰物，注意你手指上的质感；脚跟踩地并留意你的感觉，注意你腿部肌肉的紧张度以及脚底承受的压力。

- 嗅觉　寻求十分强烈的气味。切片洋葱感受气味；打开你的香料盒闻闻不同的香味；将香水或古龙水喷到纸上闻一闻；点燃一炷香；泡一杯新鲜咖啡，闻闻香味；等等。

- 听觉　听听响亮的音乐，吹喇叭或者按几次喇叭，吹口哨。

- 视觉　关注吸引你注意力的图像。这可能是一幅优美的自然画面（灿烂的日出或美丽的花朵），或者是你所爱的人的照片、一幅喜欢的画、一首动人的诗歌或者某人对你说过的一些话，把注意力集中在这幅图像的方方面面。

切记广泛分散注意力是可行的。你会发现这些技巧很有效，当你感觉不好时就可以转移你的注意力。分散注意力可以考虑不同的方法，它不会像自伤、使用药物或企图自杀那样带来伤害。但是不断地转移注意力会导致逃避现象，太多的逃避会增加你的痛苦，并可能阻碍你解决问题或接受存在的问题。所以我们建议适度使用这种技术。它只是为了渡过艰难的时刻。当危机过后就要停止分散你的注意力，直接面对你的问题和情绪。

放松策略

焦虑障碍的大多数治疗都涉及帮助人们如何放松的技巧。许多人发现这些方法是很有益的，不仅对处理焦虑有帮助，而且对其他的情绪问题也有效，如愤怒。这些方法对情绪紧张、激动的情绪非常有效。有两种最常见的放松方法：**渐进性肌肉放松法**和**腹式呼吸法**。单纯放慢你的呼吸也是有益的。

　　在我们讨论这些放松技巧之前，我们确信你已经知道一件非常重要的事情：即当练习这些技巧时，不要把全部时间花费在担心上。如果你焦虑或者感觉压力太大，你可能会担心你的未来，使你更加焦虑。因此，当你练习这些技巧时，尽最大努力把你的注意力集中在当下和当前的身体感受上。如果你发现开始走神或者开始担心未来发生的事情，应立刻把你的注意力返回到正在进行的练习中。

渐进性肌肉放松法

　　渐进性肌肉放松法（progressive muscle relaxation，PMR）是减少紧张、焦虑和愤怒的一种方法。为了进行这种练习，选一个不被干扰的安静地方，保持一个舒服的姿势。你可以躺着、坐着，甚至站着，采取躺着的姿势可能效果最佳。

　　PMR 基本上涉及身体的不同肌肉绷紧和放松状态。这种技巧的原理是，如果你有目的地绷紧肌肉之后再放松是很容易的。如果你试图像平时一样放松你的肌肉，也许不可能达到放松的目的，如果你用力绷紧肌肉然后再放松，其效果则要好得多。这就像孩子荡秋千的效果，如果你开始时摇荡得很高，它也会荡得高，如果开始前就摇荡得低，荡得也就很低。

　　1．首先要找一个放松的部位开始。没有所谓"正确"的开始部位。你可以选择从头顶或从脚趾尖开始。让我们从你的脚趾尖开始介绍吧。

　　2．让你的意念完全集中到你的脚趾。想象你的整个大脑被绷紧直到你的脚趾末端。然后你的脚趾朝向脚底内屈直到你感觉绷紧了。绷紧你的脚趾到 75% ～ 80% 的最大张力程度，保持 5 ～ 10 秒。

　　3．然后，让你的脚趾松开，放松你的肌肉。注意体验绷紧肌肉时和放松后的不同感觉。关注你可能体验到的放松、温暖的感觉或其他感觉。

4．现在，转移到你的踝部。通过绷紧你的脚使你的踝部绷紧，保持 5 ～ 10 秒钟，然后放松你的脚和踝部。注意体会放松和绷紧的不同感觉。

5．以相同的方式训练你的身体直到头顶。每次只需要 75% ～ 80% 的绷紧度（如果无伤害甚至可以更高），坚持 5 ～ 10 秒，然后放松肌肉，注意体会不同的感受。你可以在任何地方进行 5 ～ 25 分钟 PMR，这取决于你有多少时间。仅仅 5 分钟的训练就能达到不同的放松效果。

这种放松方法有两个主要目的：①有助于你注意绷紧肌肉和放松肌肉之间的不同感受；②有助于你的情绪更加放松，人们经常说在完成训练之后他们至少放松了 50%。

当你感到紧张、焦虑、激越、悲痛、压力大或愤怒的时候可以采用这种有效的方法，它对一些人非常有效。我们曾经见过一个患者，他说从来没有能够使他减轻焦虑的方法，在整个治疗过程中都非常焦虑（85 分）（0 ～ 100 分的评级标准，100 分意味着最高程度的焦虑）。在仅仅 10 分钟的 PMR 训练后，他的焦虑水平就由 85 分降到了 40 分，此后他一直都采用这种方法来减轻焦虑。

膈肌呼吸法

膈肌呼吸法是另一种有效方法，它有助于缓解焦虑、愤怒、激越、紧张情绪或压力过大的情绪。这种方法很简单。它仅需要放慢呼吸，用膈肌来呼吸。呼吸通过膈肌运动，让你的呼吸变得深长，当你想要平静和放松的时候这确实非常重要。

就像 PMR 一样，在一个无打扰的安静地方开始练习是很奏效的。首先，身体坐直，一手放在胸部，一手放在腹部。然后，像平常一样呼吸。注意是放在胸部的手起伏大还是放在腹部的手起伏大。许多人发现胸部的手起伏较大，这意味着他们没有通过膈肌进行呼吸。

当你连续呼吸的时候，保证空气吸入肺部的力量主要是通过你的腹部。直至注意到你下面的手比上面的手起伏更大才有效。然后，放慢你的呼吸，比平常的呼吸慢一点，但是不能慢到你不能呼吸的地步。同时，加深你的呼吸，比平常的呼吸深一点，但别让你感觉像一个快要爆炸的气球。只是坐着，并通过腹式呼吸进行缓慢而深长的吸气和呼气。还可以想象随着你的呼吸，把紧张排出体外，或者像雾气一样从你的口中呼出去。

这种方法有很多理由让你获益。第一，当你焦虑或紧张时，一般是通过胸部呼吸。但是通过胸部呼吸，尤其是过度换气会让你变得更加焦虑或紧张。通过你的腹部或膈肌呼吸会使较多的气体进入两肺的深部，所以你会获得较多的氧气和二氧化碳交换。第二，呼吸可以帮你平静下来，并且使你的注意力集中在某些事物上。当发生了某些事件让你感到沮丧时，给自己一点时间呼吸一会儿，这可能会使你的心情平静下来，并给你一个思考做什么事的空间。当然，正如我们前面提到过的，呼吸练习结束后再去思考问题。当你进行呼吸（或做 PMR）时，仅做呼吸运动，把思考、计划和问题的解决都放在后面，当你感到平静一些时再做这些事情。

现在需要记住这些放松技术的两个方面：一旦你操作过放松训练并知道期待的是什么，在日常生活发生某些事件令你心烦时，你就可以采用这些放松技术。我们在这里介绍的是正式的放松训练，你可以每天使用它，或者在压力大、紧张或激惹的时候使用。花一些时间集中放松你的身体和平静心态。其实，许多人发现在繁忙的一天工作结束时，进行 PMR 或腹式呼吸这些较正规的放松练习可能是减压或放松的一种良好方法。如果你有睡眠问题，还可以帮助你改善睡眠。然而，这只是可采用技巧中的一种方式。

当瞬间发生某些事情让你压力大或心烦意乱的时候，可采用另外一种非正式的方法。如果你感觉确实烦躁、激越或焦虑时，你可以做一个简易的 PMR 练习，或者做一会儿腹式呼吸使不安的情绪平静下来。这样不需要一个安静的空间、坐着或躺着或花费很多时间。相反，这些非正式的技巧可以在任何时间、任何地点使用，以减少你的沮丧或焦虑。此外，你还可以在你感到焦虑的时候使用后面这种方法（放慢你的呼吸），以便使自己平静下来。

放慢你的呼吸

与放松有关的最后一个方法很简单，就是放慢你的呼吸。正如我们前面所提到的，许多人在焦虑不安时呼吸会变得浅快。但是，这会让你更加焦虑！所以，有助于你稍微平静的方法之一，就是集中你所有的注意力去放慢呼吸。你可以采用呼气到6的方法，这样深吸一口气，再慢慢呼出来数到6，然后再深吸气再呼气，一遍又一遍。也许，你发现数到6再呼气还不足以减慢你的呼吸，你可以从数6开始，然后下次数到8，再下次数到10，直到你的呼吸确实变慢了。这种方法不仅能帮助你减慢呼吸，而且会让你把注意力集中在计数上，这有助于你从当下的烦恼中片刻地转移出来。

小　结

在学习了应对情绪的一些技巧之后，玛丽给自己制订了一个计划：每当她感到情绪不稳定时就采取行动。首先，她会放慢呼吸并且只关注当下发生的事情。接下来，她会练习接受所发生的任何事情以及任何感受。如果这样做太困难，她会寻找分散注意力的方法，采用字谜游戏或者听音乐的方法，这对玛丽很有效。随后，当烦恼减少时，她将打算做些能改变自己的事情。

在本章中，我们讲述了帮助你管理情绪的应对技巧。正如我们提到过的，BPD 是一种情绪障碍。如果你患 BPD，可能总是在同你的情绪作斗争。也许你不希望存在强烈的情绪，或者你不能忍受你的情绪，试图逃避它们，或者以自伤方式来摆脱它们。在 BPD 恢复过程中最重要的一步是学会如何管理情绪。下面总结了本章中我们讨论过的一些技巧，这可能有助于你的情绪管理：

- 练习接受你的情绪或生活中令你烦恼的事情。
- 通过关注其他事情来分散你的注意力。
- 选择分散注意力的活动有助于你的大脑忙碌起来或者激活你的感官。

- 采用渐进性肌肉放松法（PMR）有助于你自己放松，特别是在你感到焦虑、害怕、紧张、激越或愤怒的时候。
- 采用腹式呼吸法或放慢你的呼吸有助于你的心身放松。
- 尽可能经常地练习这些技巧，这样，当你需要的时候就会自如地使用这些方法。

参考文献

Ainsworth, M. D., S. M. Bell, and D. J. Stayton. 1971. Individual differences in strange situation behaviour of one-year-olds. In *The Origins of Human Social Relations*, edited by H. R. Shaeffer. London: Academic Press.

American Psychiatric Association. 2000. *Diagnostic and Statistical Manual of Mental Disorders (DSM-IV-TR)*. 4th ed. Text revision. Washington, DC: American Psychiatric Association.

Axelrod, S. R., A. Morgan III, and S. M. Southwick. 2005. Symptoms of posttraumatic stress disorder and borderline personality disorder in veterans of Operation Desert Storm. *American Journal of Psychiatry* 162:270–75.

Baer, J., and C. D. Martinez. 2006. Child maltreatment and insecure attachment: A meta-analysis. *Journal of Reproductive and Infant Psychology* 24:187–91.

Ball, S. A., H. Tennen, J. C. Poling, H. R. Kranzler, and B. J. Rounsaville. 1997. Personality, temperament, and character dimensions and the *DSM-IV* personality disorders in substance abusers. *Journal of Abnormal Psychology* 106:545–53.

Baron, M., R. Gruen, and L. Asnis. 1985. Familial transmission of schizotypal borderline personality disorders. *American Journal of Psychiatry* 142:927–34.

Bateman, A. W., and P. Fonagy. 1999. Effectiveness of partial hospitalization in the treatment of borderline personality disorder: A randomized controlled trial. *American Journal of Psychiatry* 156:1563–69.

———. 2001. Treatment of borderline personality disorder with psychoanalytically oriented partial hospitalization: An eighteen-month follow-up. *American Journal of Psychiatry* 158:36–42.

———. 2004. Mentalization-based treatment of BPD. *Journal of Personality Disorders* 18:36–51.

Baumeister, R. F. 1990. Suicide as escape from self. *Psychological Review* 97:90–113.

Behavioral Tech LLC. 2004. *Sitting In on Therapy with Marsha Linehan, Ph.D., ABPP: Assessing and Treating Suicidal Behaviors.* VHS. Seattle, WA: Behavioral Tech LLC.

Benedetti, F., L. Sforzini, C. Colombo, C. Maffei, and E. Smeraldi. 1998. Low-dose clozapine in acute and continuation treatment of severe borderline personality disorder. *Journal of Clinical Psychiatry* 59:103–7.

Bogenschutz, M. P., and H. G. Nurnberg. 2004. Olanzapine versus placebo in the treatment of borderline personality disorder. *Journal of Clinical Psychiatry* 65:104–9.

Brodsky, B. S., K. M. Malone, and S. P. Ellis. 1997. Characteristics of borderline personality disorder associated with suicidal behavior. *American Journal of Psychiatry* 154:1715–19.

Brown, G. K., A. T. Beck, R. A. Steer, and J. R. Grisham. 2000. Risk factors for suicide in psychiatric outpatients: A twenty-year prospective study. *Journal of Consulting and Clinical Psychology* 68:371–77.

Brown, M. Z., and A. L. Chapman. 2007. Stopping self-harm once and for all: Relapse prevention in dialectical behavior therapy. In *Therapist's Guide to Evidence-Based Relapse Prevention*, edited by G. A. Marlatt and K. Witkiewitz. London: Academic Press.

Brown, M. Z., K. A. Comtois, and M. M. Linehan. 2002. Reasons for suicide attempts and nonsuicidal self-injury in women with borderline personality disorder. *Journal of Abnormal Psychology* 111:198–202.

Carrion, V. G., C. F. Weems, R. D. Ray, B. Glaser, D. Hessl, and A. L. Reiss. 2002. Diurnal salivary cortisol in pediatric PTSD. *Biological Psychiatry* 51:575–82.

Chapman, A. L., and K. L. Dixon-Gordon. Forthcoming. Emotional antecedents and consequences of deliberate self-harm and suicide attempts. *Suicide and Life Threatening Behavior.*

Chapman, A. L., K. L. Gratz, and M. Z. Brown. 2006. Solving the puzzle of deliberate self-harm: The experiential avoidance model. *Behaviour Research and Therapy* 44:371–94.

Chapman, A. L., and M. M. Linehan. 2005. Dialectical behavior therapy for borderline personality disorder. In *Borderline Personality Disorder,* edited by M. Zanarini. Boca Raton, FL: Taylor & Francis.

Chengappa, K. N. R., T. Ebeling, J. S. Kang, J. Levine, and H. Parepally. 1999. Clozapine reduces severe self-mutilation and aggression in psychotic patients with borderline personality disorder. *Journal of Clinical Psychiatry* 60:477–84.

Clarkin, J. F., T. A. Widiger, A. Frances, S. W. Hurt, and M. Gilmore. 1983. Prototypic typology and the borderline personality disorder. *Journal of Abnormal Psychology* 92:263–75.

Cornelius, J. R., P. H. Soloff, J. M. Perel, and R. F. Ulrich. 1990. Fluoxetine trial in borderline personality disorder. *Psychopharmacological Bulletin* 26:151–54.

Cowdry, R. W., D. Pickar, and R. Davies. 1985. Symptoms and EEG findings in the borderline syndrome. *International Journal of Psychiatry Medicine* 15:201–11.

Dallman, M. F., N. Pecoraro, S. F. Akana, S. E. la Fleur, F. Gomez, H. Houshyar, M. E. Bell, S. Bhatnagar, K. D. Laugero, and S. Manalo. 2003. Chronic stress and obesity: A new view of "comfort food." *Proceedings of the National Academy of Sciences of the United States of America* 100(20):11696–701.

Damasio, A. R. 1994. *Descartes' Error: Emotion, Reason, and the Human Brain.* New York: G. P. Putnam.

Ebstein, R. P., O. Novick, R. Umansky, B. Priel, Y. Osher, D. Blaine, E. R. Bennett, L. Nemanov, M. Katz, and R. H. Belmaker. 1996. Dopamine D4 receptor (D4DR) exon III polymorphism associated with the human personality trait of Novelty Seeking. *Nature Genetics* 12:78–80.

Essex, M. J., M. H. Klein, E. Cho, and N. H. Kalin. 2002. Maternal stress beginning in infancy may sensitize children to later stress exposure: Effects on cortisol and behavior. *Biological Psychiatry* 52:776–84.

Farmer, R. F., and R. O. Nelson-Gray. 1995. Anxiety, impulsivity, and the anxious fearful and erratic dramatic personality disorders. *Journal of Research in Personality* 29:189.

Frances, A. J., M. R. Fyer, and J. F. Clarkin. 1986. Personality and suicide. *Annals of the New York Academy of Sciences* 487:281–93.

Frankenburg, F. R., and M. C. Zanarini. 1993. Clozapine treatment in borderline patients: A preliminary study. *Comprehensive Psychiatry* 34:402–5.

————. 2002. Divalproex sodium treatment of women with borderline personality disorder and bipolar II disorder: A double-blind placebo-controlled pilot study. *Journal of Clinical Psychiatry* 63:442–46.

Gladwell, M. 2000. *The Tipping Point: How Little Things Can Make a Big Difference.* Boston: Little, Brown.

Gratz, K. L., D. M. Lacroce, and J. G. Gunderson. 2006. Measuring changes in symptoms relevant to borderline personality disorder following short-term treatment across partial hospital and intensive outpatient levels of care. *Journal of Psychiatric Practice* 12:153–59.

Grilo, C. M., C. A. Sanislow, J. G. Gunderson, M. E. Pagano, S. Yen, M. C. Zanarini, M. T. Shea, et al. 2004. Two-year stability and change of schizotypal, borderline, avoidant, and obsessive-compulsive personality disorders. *Journal of Consulting and Clinical Psychology* 72:767–75.

Grossman, R., R. Yehuda, and L. Siever. 1997. The dexamethasone suppression test and glucocorticoid receptors in borderline personality disorder. In *The Neurobiology of Posttraumatic Stress Disorder*, edited by R. Yehuda and A. McFarlane. New York: New York Academy of Sciences.

Grove, W. M., and A. Tellegen. 1991. Problems in the classification of personality disorders. *Journal of Personality Disorders* 5:31–41.

Gunderson, J. G. 1984. *Borderline Personality Disorder*. Washington, DC: American Psychiatric Press.

———. 1996. The borderline patient's intolerance of aloneness: Insecure attachments and therapist availability. *American Journal of Psychiatry* 153:752–58.

———. 2001. *Borderline Personality Disorder: A Clinical Guide.* Washington, DC: American Psychiatric Publishing.

Gunderson, J. G., D. Bender, C. Sanislow, S. Yen, J. B. Rettew, R. Dolan-Sewell, I. Dyck, et al. 2003. Plausibility and possible determinants of sudden "remissions" in borderline patients. *Psychiatry* 66:111–19.

Gunderson, J. G., K. L. Gratz, E. Neuhaus, and G. Smith. 2005. Levels of care in the treatment of personality disorders. In *Textbook of Personality Disorders*, edited by J. M. Oldham, A. E. Skodol, and D. E. Bender. Washington, DC: American Psychiatric Publishing.

Gunderson, J. G., L. C. Morey, R. L. Stout, A. E. Skodol, M. T. Shea, T. H. McGlashan, M. C. Zanarini, et al. 2004. Major depressive disorder and borderline personality disorder revisited: Longitudinal interactions. *Journal of Clinical Psychiatry* 65:1049–56.

Gunderson, J. G., M. T. Shea, A. E. Skodol, T. H. McGlashan, L. C. Morey, R. L. Stout, M. C. Zanarini, C. M. Grilo, J. M. Oldham, and M. B. Keller. 2000. The Collaborative Longitudinal Personality Disorders Study: Development, aims, design, and sample characteristics. *Journal of Personality Disorders* 14:300–315.

Haines, J., C. Williams, K. Brain, and G. Wilson. 1995. The psychophysiology of self-mutilation. *Journal of Abnormal Psychology* 104:479–89.

Hanh, T. N. 1976. *The Miracle of Mindfulness: A Manual on Meditation.* Boston: Beacon Press.

Hayes, S. C. 2005. *Get Out of Your Mind and Into Your Life: The New Acceptance and Commitment Therapy.* Oakland, CA: New Harbinger Publications.

Hayes, S. C., K. D. Strosahl, and K. G. Wilson. 1999. *Acceptance and Commitment Therapy: An Experiential Approach to Behavior Change.* New York: Guilford Press.

Henry, C., V. Mitropoulou, A. S. New, H. W. Koenigsberg, J. Silverman, and L. J. Siever. 2001. Affective instability and impulsivity in borderline personality and bipolar II disorders: Similarities and differences. *Journal of Psychiatric Research* 35:307–12.

Herman, J. L. 1992. *Trauma and Recovery.* New York: Basic Books.

Herpertz, S. C., T. M. Dietrich, B. Wenning, T. Krings, S. G. Erberich, K. Willmes, A. Thron, and H. Sass. 2001. Evidence of abnormal amygdala functioning in borderline personality disorder: A functional MRI study. *Biological Psychiatry* 50:292–98.

Hollander, E., A. Allen, R. P. Lopez, C. Bienstock, R. Grossman, L. Siever, L. Margolin, and D. A. Stein. 2001. A preliminary double-blind, placebo-controlled trial of divalproex sodium in borderline personality disorder. *Journal of Clinical Psychiatry* 62:199–203.

Jacobson, N. S., K. S. Dobson, P. A. Truax, M. E. Addis, K. Koerner, J. K. Gollan, E. Gortner, and S. E. Prince. 1996. A component analysis of cognitive-behavioral treatment for depression. *Journal of Consulting and Clinical Psychology* 64:295–304.

Jick, H., J. A. Kaye, and S. S. Jick. 2004. Antidepressants and risk of suicidal behaviors. *Journal of the American Medical Association* 292:338–43.

Johnson, T. D., and L. Edwards. 2002. Genes, interactions, and the development of behavior. *Psychological Review* 109:26–34.

Kaye, W. H., T. E. Weltzin, L. K. Hsu, C. W. McConaha, and B. Bolton. 1993. Amount of calories retained after binge eating and vomiting. *American Journal of Psychiatry* 150:969–71.

Koenigsberg, H. W., P. D. Harvey, V. Mitropoulou, J. Schmeidler, A. S. New, M. Goodman, J. M. Silverman, M. Serby, F. Schopick, and L. J. Siever. 2002. Characterizing affective instability in borderline personality disorder. *American Journal of Psychiatry* 159:784–88.

Lenzenweger, M. F., M. C. Lane, A. W. Loranger, and R. C. Kessler. Forthcoming. DSM-IV personality disorders in the National Comorbidity Survey Replication. *Biological Psychiatry.*

Lesch, K. P., D. Bengel, A. Heils, S. Z. Sabols, B. D. Greenberg, S. Petri, J. Benjamin, D. H. Hamer, and D. L. Murphy. 1996. Association of anxiety-related traits with a polymorphism in the serotonin transporter gene regulator region. *Science* 274:1527–31.

Lesch, K. P., and A. Heils. 2000. Serotonin gene transcription control regions: Target for antidepressant drug development. *International Journal of Neuropsychopharmacology* 3:67–69.

Lieb, K., J. E. Rexhausen, K. G. Kahl, U. Schweiger, A. Philipsen, D. Hellhammer, M. Bohus, et al. 2004. Increased diurnal salivary cortisol in women with borderline personality disorder. *Journal of Psychiatric Research* 38:559–65.

Lieb, K., M. C. Zanarini, C. Schmahl, M. M. Linehan, and M. Bohus. 2004. Borderline personality disorder. *Lancet* 364:453–61.

Linehan, M. M. 1993a. *Cognitive-Behavioral Treatment of Borderline Personality Disorder.* New York: Guilford Press.

————. 1993b. *Skills Training Manual for Treating Borderline Personality Disorder.* New York: Guilford Press.

Linehan, M. M. 2005. Personal communication. University of Washington, Seattle.

Linehan, M. M., H. E. Armstrong, A. Suarez, D. Allmon, and H. Heard. 1991. Cognitive behavioral treatment of chronically parasuicidal borderline patients. *Archives of General Psychiatry* 48:1060–64.

Linehan, M. M., K. A. Comtois, A. M. Murray, M. Z. Brown, R. J. Gallop, H. L. Heard, K. E. Korslund, D. A. Tutek, S. K. Reynolds, and N. Lindenboim. 2006. Two-year randomized controlled trial and follow-up of dialectical behavior therapy vs. therapy by experts for suicidal behaviors and borderline personality disorder. *Archives of General Psychiatry* 63:757–66.

Linehan, M. M., J. L. Goodstein, S. L. Nielsen, and J. A. Chiles. 1983. Reasons for staying alive when you are thinking of killing yourself: The Reasons for Living Inventory. *Journal of Consulting and Clinical Psychology* 31:276–86.

Linehan, M. M., S. L. Rizvi, S. Shaw-Welch, and B. Page. 2000. Psychiatric aspects of suicidal behaviour: Personality disorders. In *International Handbook of Suicide and Attempted Suicide*, edited by K. Hawton and K. van Heeringen. Hoboken, NJ: John Wiley.

Linehan, M. M., H. I. Schmidt, L. A. Dimeff, J. C. Craft, J. Kanter, and K. A. Comtois. 1999. Dialectical behavior therapy for patients with borderline personality disorder and drug-dependence. *American Journal on Addictions* 8:279–92.

Links, P. S., M. Steiner, I. Boiago, and D. Irwin. 1990. Lithium therapy for borderline patients: Preliminary findings. *Journal of Personality Disorders* 4:173–81.

Links, P. S., M. Steiner, and G. Huxley. 1988. The occurrence of borderline personality disorder in the families of borderline patients. *Journal of Personality Disorders* 2:14–20.

Livesley, W. J., K. L. Jang, and P. A. Vernon. 1998. Phenotypic and genetic structure of traits delineating personality disorder. *Archives of General Psychiatry* 55:941–48.

Lynch, T. R., A. L. Chapman, M. Z. Rosenthal, J. K. Kuo, and M. M. Linehan. 2006. Mechanisms of change in dialectical behavior therapy: Theoretical and empirical observations. *Journal of Clinical Psychology* 62:459-80.

MacLeod, A. K., and A. F. Tarbuck. 1994. Explaining why negative events will happen to oneself: Parasuicides are pessimistic because they can't see any reason not to be. *British Journal of Clinical Psychology* 33:317–26.

Manfo, G. G., M. W. Otto, E. T. McArdle, J. J. Worthington III, J. F. Rosenbaum, and M. H. Pollack. 1996. Relationship of antecedent stressful life events to childhood and family history of anxiety and the course of panic disorder. *Journal of Affective Disorders* 41:135–39.

Markovitz, P. J. 1995. Pharmacotherapy of impulsivity, aggression, and related disorders. In *Impulsivity and Aggression*, edited by E. Hollander and D. Stein. West Sussex, England: John Wiley.

Markovitz, P. J., S. C. Calabrese, and H. Y. Meltzer. 1991. Fluoxetine in the treatment of borderline and schizotypal personality disorders. *American Journal of Psychiatry* 148:1064–67.

Markovitz, P. J., and S. C. Wagner. 1995. Venlafaxine in the treatment of borderline personality disorder. *Psychopharmacological Bulletin* 31:773–77.

Morey, L. C., J. G. Gunderson, B. D. Quigley, M. T. Shea, A. E. Skodol, T. H. McGlashan, R. L. Stout, et al. 2002. The representation of borderline, avoidant, obsessive-compulsive, and schizotypal personality disorders by the five-factor model. *Journal of Personality Disorders* 16:215–34.

Muraven, M., D. M. Tice, and R. F. Baumeister. 1998. Self-control as a limited resource: Regulatory depletion patterns. *Journal of Personality and Social Psychology* 74:774–89.

Norden, M. J. 1989. Fluoxetine in borderline personality disorder. *Progressive Neuro-Psychopharmacological Biological Psychiatry* 13:885–93.

Paris, J. 2005. Recent advancements in the treatment of borderline personality disorder. *Canadian Journal of Psychiatry* 50:435–41.

Parker, G., K. Roy, K. Wilhelm, P. Mitchell, M. P. Austin, and D. Hadzi-Pavlovic. 1999. An exploration of links between early parenting experiences and personality disorder type and disordered personality functioning. *Journal of Personality Disorders* 13:361–74.

Rinne, T., W. van den Brink, L. Wouters, and R. van Dyck. 2002. SSRI treatment of borderline personality disorder: A randomized, placebo-controlled clinical trial for female patients with borderline personality disorder. *American Journal of Psychiatry* 159:2048–54.

Robins, C. J., and A. L. Chapman. 2004. Dialectical behavior therapy: Current status, recent developments, and future directions. *Journal of Personality Disorders* 18:73–79.

Rocca, P., L. Marchiaro, E. Cocuzza, and F. Bogetto. 2002. Treatment of borderline personality disorder with risperidone. *Journal of Clinical Psychiatry* 63:241–44.

Safer, D. L., C. F. Telch, and W. S. Agras. 2001. Dialectical behavior therapy for bulimia nervosa. *American Journal of Psychiatry* 158:632–34.

Salzman, C., A. N. Wolfson, A. Schatzberg, J. Looper, R. Henke, M. Albanese, J. Schwartz, and E. Miyawaki. 1995. Effect of fluoxetine on anger in symptomatic volunteers with borderline personality disorder. *Journal of Clinical Psychopharmacology* 15:23–29.

Schalling, D. 1978. Psychopathy-related personality variables and the psychophysiology of socialization. In *Psychopathic Behavior: Approaches to Research*, edited by R. D. Hare and D. Schalling. New York: John Wiley.

Schmahl, C. G., B. M. Elzinga, E. Vermetten, C. Sanislow, T. H. McGlashan, and J. D. Bremner. 2003. Neural correlates of memories of abandonment in women with and without borderline personality disorder. *Biological Psychiatry* 54:142–51.

Schulz, S. C., K. L. Camlin, S. Berry, and L. Friedman. 1999. Risperidone for borderline personality disorder: A double-blind study. Paper presented at the annual meeting of the American College of Neuropsychopharmacology, Nashville, TN.

Silk, K. R., S. Lee, E. M. Hill, and N. E. Lohr. 1995. Borderline personality disorder and severity of sexual abuse. *American Journal of Psychiatry* 152:1059–64.

Silk, K. R., T. L. Wolf, and D. A. Ben-Ami. 2005. Environmental factors in the etiology of borderline personality disorder. In *Borderline Personality Disorder*, edited by M. Zanarini. Boca Raton, FL: Taylor & Francis.

Skodol, A. E., J. G. Gunderson, B. Pfohl, T. A. Widiger, W. J. Livesley, and L. J. Siever. 2002. The borderline diagnosis I: Psychopathology, comorbidity, and personality structure. *Biological Psychiatry* 51:936.

Skodol, A. E., J. G. Gunderson, M. T. Shea, T. H. McGlashan, L. C. Morey, C. A. Sanislow, D. S. Bender, et al. 2005. The Collaborative Longitudinal Personality Disorders Study (CLPS): Overview and implications. *Journal of Personality Disorders* 19:487–504.

Stein, D. J., D. Simeon, M. Frenkel, M. N. Islam, and E. Hollander. 1995. An open trial of valproate in borderline personality disorder. *Journal of Clinical Psychiatry* 56:506–10.

Stiglmayr, C. E., T. Grathwol, M. M. Linehan, G. Ihorst, J. Fahrenberg, and M. Bohus. 2005. Aversive tension in patients with borderline personality disorder: A computer-based controlled field study. *Acta Psychiatrica Scandinavica* 111:372–79.

Stone, M. H. 1993. Long-term outcome in personality disorders. *British Journal of Psychiatry* 162:299–313.

————. 2005. Borderline personality disorder: History of the concept. In *Borderline Personality Disorder*, edited by M. Zanarini. Boca Raton, FL: Taylor & Francis.

Strobel, A., M. Frank, F. M. Spinath, A. Angleitner, R. Riemann, and K. P. Lesch. 2003. Lack of association between polymorphisms of the dopamine D4 receptor gene and personality. *Neuropsychobiology* 47:52–56.

Swann, W. B., J. G. Hixon, A. Stein-Seroussi, and D. T. Gilbert. 1990. The fleeting gleam of praise: Cognitive processes underlying behavioral reactions to self-relevant feedback. *Journal of Personality and Social Psychology* 59:17–26.

Tebartz van Elst, L., B. Hesslinger, T. Thiel, E. Geiger, K. Haegele, L. Lemieux, K. Lieb, and M. Bohus. 2003. Frontolimbic brain abnormalities in patients with borderline personality disorder: A volumetric magnetic resonance imaging study. *Biological Psychiatry* 54:163–71.

Telch, C. F., W. S. Agras, and M. M. Linehan. 2001. Dialectical behavior therapy for binge eating disorder. *Journal of Consulting and Clinical Psychology* 69:1061–65.

Tice, D. M., E. Bratslavsky, and R. F. Baumeister. 2001. Emotional distress regulation takes precedence over impulse control: If you feel bad, do it! *Journal of Personality and Social Psychology* 80:53–67.

Torgersen, S. 2005. Genetics of borderline personality disorder. In *Borderline Personality Disorder*, edited by M. Zanarini. Boca Raton, FL: Taylor & Francis.

Torgersen, S., S. Lygren, P. A. Oien, S. Onstad, J. Edvardsen, K. Tambs, and E. Kringlen. 2000. A twin study of personality disorders. *Comprehensive Psychiatry* 41:416–25.

Trull, T. J., K. J. Sher, C. Minks-Brown, J. Durbin, and R. Burr. 2000. Borderline personality disorder and substance use disorders: A review and integration. *Clinical Psychology Review* 20:235–53.

van Heeringen, K., K. Audenaert, L. Van de Wiele, and A. Verstraete. 2000. Cortisol in violent suicidal behaviour: Association with personality and monoaminergic activity. *Journal of Affective Disorders* 60:181–89.

Welch, S. S., and M. M. Linehan. 2002. High-risk situations associated with parasuicide and drug use in borderline personality disorder. *Journal of Personality Disorders* 16:561–69.

Whittington, C., R. Kendall, P. Fonagy, D. Cottrell, A. Cotgrove, and E. Boddington. 2004. Selective serotonin reuptake inhibitors in childhood depression: Systematic review of published versus unpublished data. *Lancet* 363:1341–45.

Widom, C. S. 1999. Post-traumatic stress disorder in abused and neglected children grown up. *American Journal of Psychiatry* 156:1223–29.

Wilcox, J. A. 1995. Divalproex sodium as a treatment for borderline personality disorder. *Annals of Clinical Psychiatry* 7:33–37.

Zanarini, M. C., and F. R. Frankenburg. 2001. Olanzapine treatment of female borderline personality disorder patients: A double-blind, placebo-controlled pilot study. *Journal of Clinical Psychiatry* 62:849–54.

Zanarini, M. C., F. R. Frankenburg, J. Hennen, D. B. Reich, and K. R. Silk. 2004. Axis I comorbidity in patients with borderline personality disorder: Six-year follow-up and prediction of time to remission. *American Journal of Psychiatry* 161:2108–14.

Zanarini, M. C., F. R. Frankenburg, J. Hennen, and K. R. Silk. 2003. The longitudinal course of borderline psychopathology: Six-year prospective follow-up of the phenomenology of borderline personality disorder. *American Journal of Psychiatry* 160:274–83.

Zanarini, M. C., F. R. Frankenburg, A. A. Vujanovic, J. Hennen, D. B. Reich, and K. R. Silk. 2004. Axis II comorbidity of borderline personality disorder: Description of six-year course and prediction to time-to-remission. *Acta Psychiatrica Scandinavica* 110:416–20.

Zanarini, M. C., J. G. Gunderson, M. F. Marino, E. O. Schwartz, and F. R. Frankenburg. 1988. DSM-III disorders in the families of borderline outpatients. *Journal of Personality Disorders* 2:292–302.

Zanarini, M. C., A. A. Williams, R. E. Lewis, R. B. Reich, S. C. Vera, M. F. Marino, A. Levin, L. Yong, and F. R. Frankenburg. 1997. Reported pathological childhood experiences associated with the development of borderline personality disorder. *American Journal of Psychiatry* 154:1101–6.

Zanarini, M. C., L. Yong, F. R. Frankenburg, J. Hennen, D. B. Reich, and M. F. Marino. 2002. Severity of reported childhood sexual abuse and its relationship to severity of borderline psychopathology and psychosocial impairment among borderline patients. *Journal of Nervous and Mental Disease* 190:381–87.

Zlotnick, C. 1997. Posttraumatic stress disorder (PTSD), PTSD comorbidity, and childhood abuse among incarcerated women. *Journal of Nervous and Mental Disease* 185:761–63.

作者简介

Alexander L. Chapman 博士，助理教授，西蒙弗雷泽大学（Simon Fraser University）心理学系注册心理医生，主要研究边缘型人格障碍、情绪调节、自伤等相关课题。他于爱达荷州立大学博士毕业，在杜克大学医学中心临床实习，而后在华盛顿大学与 Marsha Linehan 共同完成了两年博士后研究。他在与 Linehan 共事期间，接受辩证行为治疗及边缘型人格障碍临床研究培训和督导。他发表过众多期刊论文，出版了一系列著作，并多次举办有关边缘型人格障碍、自杀自伤行为、辩证行为治疗以及强迫行为等专题讲座。2007年他获得边缘型人格障碍国家教育联盟（NEA-BPD）授予的青年研究者奖。他曾与他人合著了一本有关行为疗法的著作。在治疗边缘型人格障碍方面，Chapman 有多年的临床经验及多种拓展训练。他定期举办辩证行为治疗研习班，向美国和加拿大的很多临床医师提供辩证行为治疗方面的咨询。他通过辩证行为治疗授课，对学员治疗边缘型人格障碍患者的过程进行督导。此外，Chapman 创立了温哥华辩证行为治疗中心（DBTCV），为遭受边缘型人格障碍痛苦的人们提供治疗。

Kim L. Gratz 博士，马里兰大学心理学系研究助理教授，成瘾、人格与情感研究中心的人格障碍中心主任。她于2003年获得波士顿马萨诸塞大学临床心理学博士学位，主要研究蓄意自伤行为。读博士前，她在麦克林医院/哈佛医学院接受实习培训，主要为针对边缘型人格障碍治疗的培训。2003年7月她获得麦克林医院/哈佛医学院社会心理学奖学金。在导师 John Gunderson 的指导下，

Gratz 作为主要临床和研究者进行了一项新的情绪调节团体治疗女性 BPD 的自伤行为及评估边缘中心效果的研究计划，为麦克林医院 BPD 的专业临床服务。在此期间，她也作为麦克林医院 BPD 项目的初级临床医师，为 BPD 及其相关障碍患者提供个体和团体辩证行为治疗。2005 年她参加了马里兰大学临床心理学课程班。她发表并出版了与 BPD、蓄意自伤及情绪调节等有关的大量论文和书籍。2005 年她获得边缘型人格障碍国家教育联盟（NEA-BPD）授予的青年研究者奖。她目前的研究主要集中在了解 BPD 和自伤行为中的情绪调节障碍、情感回避的性质与结局，并结合这种认知开发对这些疾病更有效的治疗。此外，在马里兰大学成瘾、人格与情感研究中心，在不久的将来，Gratz 将开展一个专门治疗 BPD 的治疗诊所。